Manual de Perinatologia da SOPERJ

Doenças Maternas e suas Repercussões no Recém-Nascido

Manual de Perinatologia da SOPERJ

Doenças Maternas e suas Repercussões no Recém-Nascido

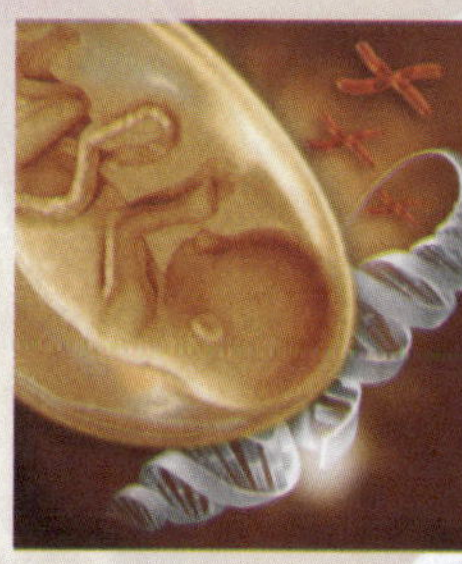

Organizadores

Antonio Carlos de Almeida Melo

Carmen Lúcia Leal Ferreira Elias

José Roberto de Moraes Ramos

SOPERJ
Sociedade de Pediatria
do Estado do
Rio de Janeiro

REVINTER

Manual de Perinatologia da SOPERJ – Doenças Maternas e suas Repercussões no Recém-Nascido

ISBN 85-372-0033-6

Contato com os organizadores:
Antonio Carlos de Almeida Melo
famimelo@terra.com.br

Carmen Lúcia Leal Ferreira Elias
carmenelias@globo.com

José Roberto de Moraes Ramos
josermramos@uol.com.br

Livraria e Editora REVINTER Ltda.
Rua do Matoso, 170 – Tijuca
20270-131 – Rio de Janeiro – RJ
Tel.: (21) 2563-9700 – Fax: (21) 2563-9701
livraria@revinter.com.br – www.revinter.com.br

DIRETORIA DA SOPERJ
Triênio 2004 – 2006

Conselho Fiscal	Hélcio Villaça Simões José Augusto da Silva Ricardo do Rego Barros
Coordenação de Comitês Científicos	Maria de Fátima Goulart Coutinho
Coordenação Adjunta de Comitês	Isabel Rey Madeira
Coordenação do Curso de Atualização em Pediatria	Ana Alice Amaral Ibiapina Parente
Coordenação do Curso PALS ***(Pediatric Advanced Life Support)***	Adriana Proença Oliveira de Barros Arnaldo Costa Bueno
Coordenação do Curso de Reanimação Neonatal	José Dias Rego Ana Lúcia Martins Figueiredo
Diretoria de Coordenação das Regionais	Paulo César Guimarães
Presidentes Regionais:	
Regional Médio Paraíba	Carlos Alberto Bhering
Regional Norte Fluminense	Regina Célia de Souza Campos Fernandes
Regional Lagos	Luiz Cavalcante Lopes
Regional Sul Fluminense	Teresa Cristina Sampaio de Barros Leite
Regional Baixada Fluminense	Marcia Ramos Madella
Regional Zona Oeste	Sérgio Elias Estefan
Regional Niterói	Adauto Dutra Moares Barbosa
Regional Serrana	Sergio Vilhena Coutinho
Grupo de Consultoria Técnica	Ana Alice Amaral Ibiapina Parente Clemax Couto Sant'Anna Evandro Alves do Prado Hélio Fernandes da Rocha Luciano Abreu de Miranda Pinto Maria de Fátima Goulart Coutinho Marilene Augusta Rocha Crispino Santos Maria de Fátima Bazhuni Pombo March Myrtes Amorelli Gonzaga Sidnei Ferreira Terezinha Martire Wania Mara Del Fávero Goes da Cruz

SOCIEDADE DE PEDIATRIA DO ESTADO DO RIO DE JANEIRO
Comitê de Perinatologia

Presidente
José Roberto de Moraes Ramos

Membros
Adauto Dutra Moraes Barbosa
Ana Lúcia Alves dos Santos
Ana Lúcia Martins Figueiredo
Antonio Carlos de Almeida Melo
Arnaldo Costa Bueno
Carlos Alberto Bhering
Carmen Lúcia Leal Ferreira Elias
Isaías Soares de Paiva
José Vicente de Vasconcellos
Laura de Fatima Afonso Dias
Maria Rosalice Oliveira de Almeida
Miriam Perez F. de Andrade
Nicole Oliveira Mota Gianini
Paulo Roberto A. Lopes
Suzane Oliveira de Menezes
Walter Palis Ventura

Grupo Consultor
Alzira Helena Gomes Lobo
Izabel Pirá Mendes
José Dias Rego
José Luiz Muniz Bandeira Duarte
José Maria de A. Lopes
Maria Elisabeth L. Moreira

ORGANIZADORES

ANTONIO CARLOS DE ALMEIDA MELO

Membro do Comitê de Perinatologia da SOPERJ
Membro do Comitê de Aleitamento Materno da SOPERJ
Membro do Departamento Científico de Neonatologia da SBP
Neonatologista Chefe da UI Neonatal do
Hospital Maternidade Carmela Dutra, SMS/RJ
Instrutor do Programa de Reanimação Neonatal da SOPERJ

CARMEN LÚCIA LEAL FERREIRA ELIAS

Pediatra com Habilitação em Neonatologia e
Terapia Intensiva Pediátrica pela SBP
Especialização em Docência Superior pela Universidade do Grande Rio – UNIGRANRIO
Mestranda do Programa de Pós-Graduação em Saúde Coletiva – NESC/UFRJ
Membro da Diretoria da SOPERJ
Membro do Comitê de Perinatologia da SOPERJ
Instrutora Regional do Programa de Reanimação Neonatal da SOPERJ
Coordenadora do Método Canguru – IMMFM – SMS/RJ
Professora Assistente da Disciplina de Pacientes Especiais da
Universidade do Grande Rio – UNIGRANRIO
Revisora do Jornal Brasileiro de Pediatria

JOSÉ ROBERTO DE MORAES RAMOS

Doutorado em Ciências pelo Instituto Fernandes Figueira da FIOCRUZ
Presidente do Comitê de Perinatologia da SOPERJ
Membro do Departamento de Neonatologia da SBP
Coordenador do TEN
Especialização em Pediatria com Área de Atuação em Neonatologia
Médico do Departamento de Neonatologia do
Instituto Fernandes Figueira da FIOCRUZ
Responsável pelo Laboratório de Função Pulmonar Neonatal do
Instituto Fernandes Figueira da FIOCRUZ
Instrutor do Programa de Reanimação Neonatal da SOPERJ

COLABORADORES

ADAUTO DUTRA MORAES BARBOSA

Pós-Doutorado (CNPq) em Neonatologia pela *University of Miami* (EUA)
Doutorado em Pediatria pela Escola Paulista de Medicina da Universidade Federal de São Paulo – UNIFESP
Mestrado em Pediatria pela Universidade Federal do Rio de Janeiro – UFRJ
Professor Adjunto de Pediatria da Faculdade de Medicina da Universidade Federal Fluminense – UFF
Pediatra com Habilitação em Neonatologia pela SBP
Membro do Comitê de Perinatologia da SOPERJ

ANA LÚCIA MARTINS FIGUEIREDO

Chefe do Serviço de Neonatologia do Hospital dos Servidores do Estado, RJ
Membro dos Comitês de Perinatologia e Aleitamento Materno da SOPERJ
Membro da Câmara Técnica de Pediatria do CREMERJ
Membro do Grupo Técnico Interinstitucional da SES-RJ
Membro do Comitê de Perinatologia da SOPERJ
Instrutora Regional do Programa de Reanimação Neonatal da SOPERJ

ANA LÚCIA ALVES DOS SANTOS

Pediatra e Neonatologista
Membro do Comitê de Perinatologia da SOPERJ
Instrutora do Programa de Reanimação Neonatal da SOPERJ

ARNALDO COSTA BUENO

Chefe do Setor de Neonatologia do Hospital Maternidade Oswaldo Nazareth, SMS/RJ
Mestrado em Pediatria pela Universidade Federal Fluminense – UFF
Doutorando em Saúde da Mulher e da Criança pelo Instituto Fernandes Figueira da FIOCRUZ
Professor da Faculdade de Medicina Souza Marques
Membro do Comitê de Perinatologia da SOPERJ
Coordenador do PALS – Reanimação Pediátrica da SOPERJ
Instrutor do Programa de Reanimação Neonatal da SOPERJ

ISAÍAS SOARES DE PAIVA
Membro do Comitê de Perinatologia da SOPERJ
Professor Adjunto de Pediatria da Faculdade de Medicina da FESO/Teresópolis
Mestrado em Pediatria pela Universidade Federal do Rio de Janeiro – UFRJ
Instrutor do Programa de Reanimação Neonatal da SOPERJ

JOSÉ DIAS REGO
Chefe do Serviço de Pediatria do
Hospital Maternidade Alexandre Fleming, SMS/RJ
Membro do Departamento Científico de Aleitamento Materno da SBP (1998-2000)
Membro do Grupo Interinstucional de Incentivo ao Aleitamento Materno – SES-RJ
Membro do Conselho Acadêmico da SBP
Consultor da Área Técnica da Saúde da Criança/Secretaria da Políticas da Saúde/MS

JOSÉ VICENTE DE VASCOCELLOS
Membro do Comitê de Perinatologia da SOPERJ
Presidente do Comitê de Aleitamento Materno da SOPERJ
Membro do Departamento Científico de Neonatologia da SBP
Neonatologista do Hospital Maternidade Carmela Dutra, SMS/RJ

LAURA DE FATIMA AFONSO DIAS
Membro do Comitê de Perinatologia da SOPERJ
Instrutora do Programa de Reanimação Neonatal da SOPERJ
Chefe da UTI Neonatal Nicola Albano, RJ

MIRIAM PEREZ F. DE ANDRADE
Professora Assistente do Departamento de Pediatria da
Universidade Federal do Rio de Janeiro – UFRJ
Coordenadora da UTI Neonatal do Barra D'Or, RJ
Membro do Comitê de Perinatologia da SOPERJ
Instrutora Regional do Programa de Reanimação Neonatal da SOPERJ

NICOLE OLIVEIRA MOTA GIANINI
Chefe de Clínica do CETRIN/ESHO
Coordenadora da Câmara Técnica de Neonatologia da SMS/RJ
Doutoranda em Saúde da Criança do Instituto Fernandes Figueira da FIOCRUZ
Membro do Departamento de Neonatologia da SBP
Membro do Comitê de Perinatologia da SOPERJ
Instrutora Local do Programa de Reanimação da SOPERJ

PAULO SOLBERG
Membro do Comitê de Endocrinologia da SOPERJ
Fellow em Endocrinologia Pediátrica do *Children's Hospital of Philadelphia* (EUA)
Professor Assistente de Endocrinologia Pediátrica da *Duke University* (EUA)
Doutorando em Endocrinologia da Universidade Federal do Rio de Janeiro – UFRJ

APRESENTAÇÃO

Uma das metas prioritárias da Sociedade de Pediatria do Estado do Rio de Janeiro (SOPERJ) é a constante atualização e o aprimoramento profissional. Desta forma, a elaboração do MANUAL DE PERINATOLOGIA vem ao encontro dos objetivos que temos insistentemente buscado. Graças ao enorme esforço e ao trabalho integrado dos membros do Comitê de Perinatologia, foi possível disponibilizar, a todos os pediatras interessados, um material de qualidade. Os assuntos para apresentação foram criteriosamente escolhidos. São temas de grande relevância médica e alguns constituem-se, ainda, em sérios problemas de saúde pública que precisam ser enfrentados.

A concretização deste trabalho é, para mim, motivo de grande orgulho, pois todos sabemos que ele é a conseqüência natural do dinamismo, da experiência em pediatria, da solidariedade aos que sofrem, da maturidade profissional e, principalmente, da capacidade de se manter fiel a um ideal.

Nossos agradecimentos aos Drs. Antonio Carlos de Almeida Melo, José Roberto de Moraes Ramos e Carmen Lúcia Leal Ferreira Elias, por terem iniciado e completado esta obra.

Parabéns!

Marilene Augusta Rocha Crispino Santos
Presidente da SOPERJ

PREFÁCIO

É com muita satisfação que escrevo estas palavras em nome do Comitê de Perinatologia da SOPERJ. Este projeto foi idealizado inicialmente pelo Dr. Antonio Carlos de Almeida Melo, Presidente do Comitê na gestão anterior, mas os membros da atual gestão, acreditando na sua importância, empenharam-se em editá-lo.

Atualmente, a Medicina baseada em evidências científicas impõe ao médico a busca, cada vez maior, por informações, corroborando nossa preocupação com a qualificação cada vez mais apurada dos nossos profissionais.

O objetivo deste manual prático é fornecer ao leitor a possibilidade de uma consulta rápida e dinâmica a respeito de alguns assuntos que achamos relevantes, referentes aos problemas maternos e às suas repercussões no recém-nascido. A decisão de fazê-lo no formato de manual de bolso foi justamente para incentivar e facilitar a sua inclusão no dia-a-dia do pediatra envolvido nas questões perinatais.

Não poderia deixar de agradecer à Dra. Marilene Augusta Rocha Crispino Santos e à Dra. Maria de Fátima Goulart Coutinho, representando, respectivamente, a Presidência e a Diretoria da SOPERJ, pois o carinho e o profissionalismo com que acolheram o nosso projeto foram fundamentais para a sua conclusão.

José Roberto de Moraes Ramos
Presidente do Comitê de Perinatologia da SOPERJ

SUMÁRIO

1 RECÉM-NASCIDO DE MÃE ADICTA 1
Nicole Oliveira Mota Gianini

2 RECÉM-NASCIDO DE MÃE COM HEPATITE 9
Miriam Perez F. de Andrade

3 RECÉM-NASCIDO DE MÃE COM TUBERCULOSE CONGÊNITA 17
Ana Lúcia Alves dos Santos

4 RECÉM-NASCIDO DE MÃE COM HIV POSITIVO 27
José Dias Rego
Ana Lúcia Martins Figueiredo

5 RECÉM-NASCIDO DE MÃE COM SÍFILIS CONGÊNITA 35
José Vicente de Vasconcellos

6 RECÉM-NASCIDO DE MÃE COM TOXOPLASMOSE CONGÊNITA................. 41
Isaías Soares de Paiva

7 RECÉM-NASCIDO DE MÃE COM RUBÉOLA CONGÊNITA......................... 55
Ana Lúcia Alves dos Santos

8 RECÉM-NASCIDO DE MÃE COM PROBLEMAS EMOCIONAIS 63
Carmen Lúcia Leal Ferreira Elias

9 RECÉM-NASCIDO DE MÃE COM PROBLEMAS DA TIREÓIDE 71
José Roberto de Moraes Ramos
Paulo Solberg

10 RECÉM-NASCIDO DE MÃE RH NEGATIVO 77
Laura de Fatima Afonso Dias

11 RECÉM-NASCIDO DE MÃE DIABÉTICA 81
Arnaldo Costa Bueno

12 RECÉM-NASCIDO DE MÃE COM HIPERTENSÃO 89
Adauto Dutra Moraes Barbosa

ÍNDICE REMISSIVO 97

Manual de Perinatologia da SOPERJ

Doenças Maternas e suas Repercussões no Recém-Nascido

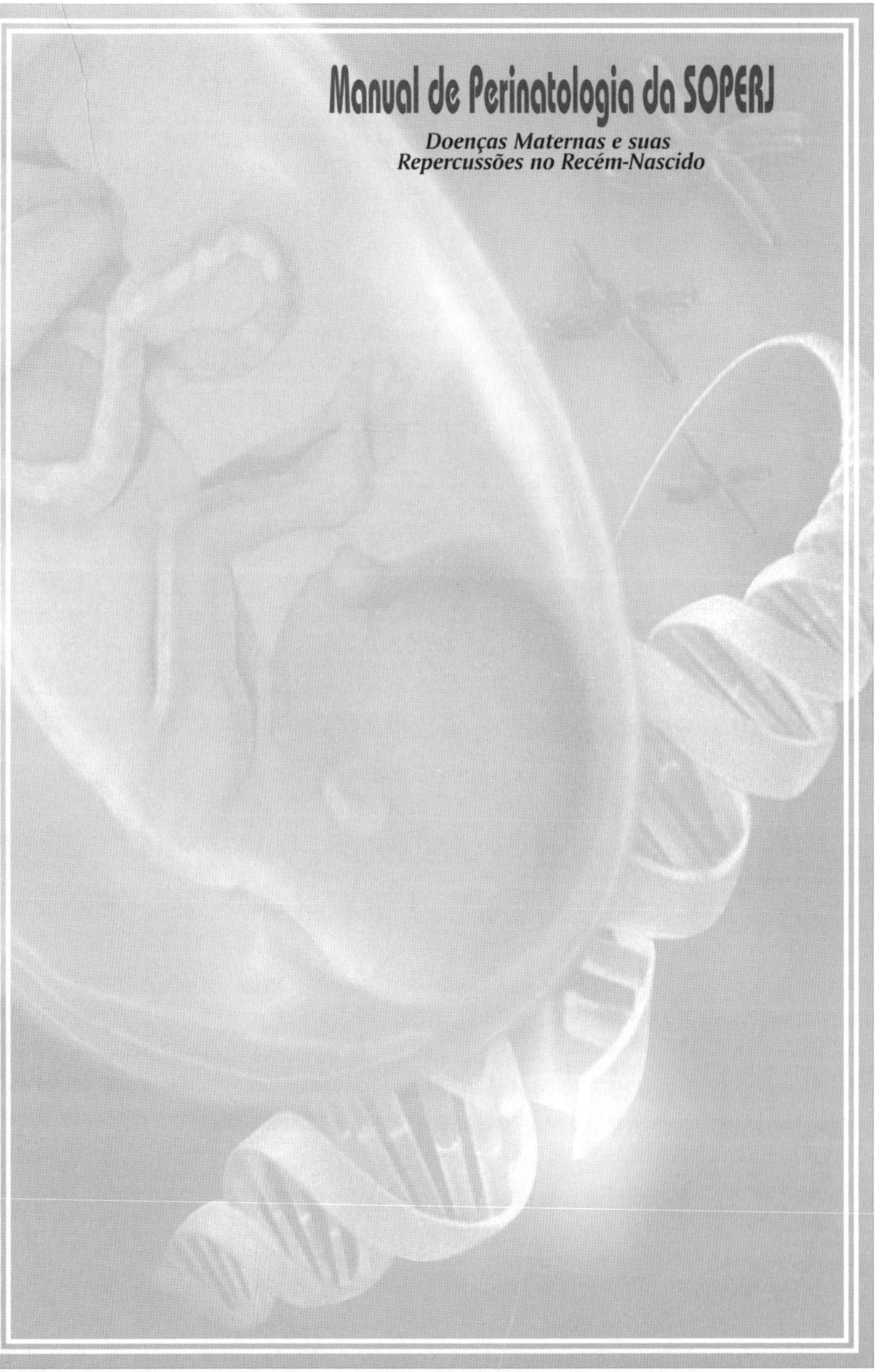

1

RECÉM-NASCIDO DE MÃE ADICTA

Nicole Oliveira Mota Gianini

INTRODUÇÃO

A exposição a drogas pode ocorrer em 30-50% dos recém-nascidos (RN) vivos, dependendo da população estudada. Geralmente a incidência é maior nos grandes centros urbanos. Cerca de 3% das usuárias de drogas permanecem utilizando-as durante a gestação.

Entre as drogas ilícitas, a marijuana é a droga isolada mais utilizada (54%). O uso de drogas potentes, como cocaína e *crack*, tem aumentado em proporções epidêmicas. O *crack* é derivado de cocaína regular, mas por meio de um processo especial é tornada mais potente.

Tragicamente, o uso de drogas intravenosas traz outra complicação – o risco de hepatite e AIDS.

FATORES DE RISCO

Ausência de pré-natal, perda fetal anterior inexplicada, trabalho de parto prematuro, descolamento de placenta, episódios hipertensivos, oscilação de humor, acidente cerebrovascular, infarto do miocárdio, retardo do crescimento intra-uterino inexplicado, baixo nível socioeconômico-cultural, doença sexualmente transmissível.

APRESENTAÇÃO CLÍNICA

Há vários problemas perinatais associados ao uso materno de drogas:

- *Problemas pré-natais e intraparto:*
  - Asfixia, anemia, ruptura prematura de membrana, infertilidade, infecções, prematuridade, crescimento intra-uterino restrito (CIUR), natimorto, microcefalia.
- *Problemas pós-natais:*
  - Síndrome de sofrimento respiratório, trombocitose, malformação congênita, síndrome de retirada (abstinência), retardo do desenvolvimento motor, distúrbio do crescimento, distúrbio do comportamento (hiperatividade, dificuldade de aprendizado), síndrome da morte súbita.

A síndrome de retirada (abstinência) vária conforme a droga, o tempo e a quantidade do último uso da mãe. Depende, também, do metabolismo e da excreção materna e fetal, como também, de outros fatores não-definidos.

- *Drogas que causam síndrome de retirada (abstinência):*
  - Opiáceos: codeína, heroína, meperidina, metadona, morfina, pentazocina e tripelenamina.
  - Barbitúricos: fenobarbital, secobarbital.
  - Miscelânea: álcool, cocaína ou *crack*, cloriazepóxido, desmetil-imipramina, diazepan, difenidarmaina etclovino, glutemidina, hidroxizina, fenciclidina, propoxifeno.

A sintomatologia inclui manifestações do sistema nervoso central (SNC) e trato gastrointestinal (TGI):

- *SNC:* tremores, irritabilidade, choro estridente, alerta, aumento do tônus muscular, reflexo de Moro exacerbado, convulsão.
- *TGI:* anorexia, dificuldade de sucção, vômitos, diarréia, perda de peso.
- *Sinais autonômicos:* sudorese excessiva, febre, obstrução nasal, mosqueamento cutâneo, instabilidade térmica.

A irritabilidade é acompanhada de convulsão em 2-11% das crianças com abstinência por opióide. Também pode haver convulsão em abstinência por não-narcóticos (barbitúricos, álcool, sedativo hipnótico). O mecanismo da convulsão não está claro.

DIAGNÓSTICO

- *História:* cuidadosa. Perguntar de forma que não haja constrangimento.
- *Exame físico:* adequação peso/idade gestacional, malformação congênita e realizar o escore de Lipstz:

Sinais	***Escore***			
	0	1	2	3
Tremor (atividade muscular dos membros)	Normal	Levemente aumentada quando incomodado	Moderada ou marcadamente aumentada, mesmo quando não incomodado	Marcadamente aumentada, evoluindo para equivalente convulsivo
Irritabilidade (choro excessivo)	Não	Levemente aumentada	Moderada. Quando com fome ou perturbado	Marcada, mesmo fora do manuseio
Reflexos	Normal	Aumentado	Marcadamente aumentado	
Fezes	Normal	Explosivas, mas normais em freqüência	Explosiva, mais de oito vezes ao dia	
Tônus muscular	Normal	Aumentado	Rígido	
Abrasões na pele	Ausente	Hiperemia de cotovelo e joelho	Feridas na pele	
Freqüência respiratória	< 55	55-75	76-95	
Espirros	Não	Sim		
Bocejos repetidos	Não	Sim		
Vômitos	Não	Sim		
Febre	Não			

- *Dados laboratoriais:* 1. exames toxicológicos da urina e do mecônio; 2. gasometria: alcalose respiratória é um achado freqüente; 3. testes de função tireoidiana: aumento de T3 e T4 tem sido observado em lactentes de mães que utilizam metadona; 4. hemograma e contagem de plaquetas: descartar infeção; trobocitose é comum; 5. avaliação eletrolítica: para diagnóstico diferencial de distúrbio metabólico e erro inato do metabolismo.

TRATAMENTO

O tratamento inicial é direcionado para as complicações perinatais associadas ao uso de drogas pela mãe, como asfixia, prematuridade, aspiração de mecônio, malformação congênita etc. Devemos investigar hepatites B e C e HIV.

- *Suporte:* geralmente suficiente para a síndrome de retirada (abstinência). Enrolamento/organização do recém-nascido, ambiente com pouca luz e silêncio (para diminuir a estimulação sensorial); alimentação em pequenos volumes e mais amiúde, observar o sono, temperatura, evacuação, diurese e ganho ponderal. Hidratação venosa/balanço hídrico.
- *Agentes farmacológicos:* a decisão de utilizar agentes farmacológicos deve ser individualizada. Geralmente, quando o escore de abstinência for 4 ou mais. As indicações: convulsões, diarréia, vômitos, desidratação, perda excessiva de peso, febre, insônia. Quando utilizamos agentes farmacológicos observamos relativa especificidade, preferindo drogas do mesmo grupo da abstinência.

  – Elixir paregórico: 3 a 6 gotas de 4/4 ou 6/6 horas.
  – Clorpromazina: 2 a 3 mg/kg/dia de 6/6 horas.
  – Fenobarbital: 3 a 5 mg/kg/dia de 6/6 horas.

A melhora da síndrome de retirada (abstinência) é avaliada pela capacidade do recém-nascido adormecer, diminuir a atividade motora e a irritabilidade, melhorar a diarréia e ganhar peso. O escore de avaliação deve ser feito rotineiramente para nortear a diminuição/suspensão do tratamento farmacológico.

Como é comum ocorrer recorrência, os lactentes devem ser observados durante 5 a 7 dias após a suspensão de qualquer medicação. A duração necessária do tratamento é variável, dependendo do grau de adição, bem como do tipo de droga utilizada. O tratamento para metadona pode ser tão longo quanto quatro meses.

EVOLUÇÃO

No acompanhamento dessas crianças devemos nos preocupar com problemas clínicos e sociais. Há risco de negligência e abuso.

	Heroína/ metadona	*Álcool*	*Cocaína*	*Marijuana*	*Tabaco*
Abstinência	++	+	+	–	–
Retardo do crescimento	+	++	+	±	++
Defeitos congênitos	–	+	+	±	–
Alterações comportamentais	++	++	++	+	+
Mortalidade perinatal	↑	↑	–	–	↑
Parto prematuro	↑	↑	↑	–	↑
Apgar	↓	↓	↓	±	↓

ÁLCOOL

Atualmente não há mais dúvidas que o álcool, quando ingerido durante a gravidez, é um importante teratogênico. Em mães que são usuárias crônicas há maior risco de síndrome de abstinência e "síndrome alcoólica fetal". Quando a manifestação clínica é completa, os recém-nascidos são PIG (pequenos para a idade gestacional), apresentam retardo de desenvolvimento, fissuras palatais, alterações articulares e defeitos cardíacos. Nas mães que beberam moderadamente (3 a 4 copos de vinho por dia) há uma incidência de 10-20% de anomalias, déficit mental e retardo do crescimento.

A questão da ingestão do álcool vem preocupando os serviços de saúde – em especial os que lidam com adolescentes –, pois está havendo aumento do número de jovens (idade fértil) que usam regularmente bebidas alcoólicas. Nos Estados Unidos, a incidência de síndrome alcoólica fetal é de 1 a 3 por 1.000 nascidos vivos. Atualmente, a desordem do neurodesenvolvimento relacionada com o álcool é a líder das causas de retardo mental nos países desenvolvidos.

- *Anormalidades estruturais associadas à exposição intra-uterina ao álcool:*
  - – Microcefalia.
  - – Microencefalia.
  - – Diminuição do tamanho do cérebro, cerebelo, diencéfalo.
  - – Agenesia parcial ou total do corpo caloso.
  - – Malformação de Dandy-Walker.
  - – Aumento dos ventrículos.
- *Anormalidades neurológicas associadas à exposição intra-uterina ao álcool:*
  - – Prejuízo da habilidade motora fina.
  - – Déficit de equilíbrio.
  - – Surdez neurossensorial.
  - – Coordenação mão-olho pobre.
  - – Hipotonia.
- *Anormalidades neurocomportamentais associadas à exposição intra-uterina ao álcool:*
  - – Dificuldade de aprendizado.
  - – Diminuição de QI (coeficiente de inteligência).
  - – Retardo mental.
  - – Desordem da atenção/hiperatividade.
  - – Problemas de memória.
  - – Problemas de percepção social.
  - – Autismo.
  - – Distúrbio da linguagem.

- *Abstinência – a síndrome de abstinência ao álcool produz alterações cardiovasculares, metabólicas e neurológicas. As mais importantes:*
  - Hipoglicemia.
  - Irritabilidade.
  - Tremores.
  - Convulsões.
  - Instabilidade térmica.
  - Hipotensão/hipertensão.
  - Desorganização.
- *Tratamento:*
  - Da abstinência – suporte. Tratar a manifestação clínica.
  - Das seqüelas: intervenções oportunas – estimulação.

BIBLIOGRAFIA

Comittee of Drugs. American Academy of Pediatrcs. *Pediatrics*. 1998;101(6):1079-1088.

Eyler FD *et al.* Birth outcome from a prospective, matched study of prenatal crack/cocaine use. I. Interactive and dose effects on health and growth. *Pediatrics*. 1998 Feb;101(2):229-37.

Gleason CA. Fetal Alcohol Exposure: Effects on the Developing Brain. *NeoReviews* 2001 October;2(10):e231-e237.

Goestzman BW, Wenneberg RP. *Neonatal Intensive Care Handbook*. Johns Hopkins Children's Center: Mosby Year Book, 1991. p. 157-159.

Gomella, TL et al. *Neonatology. Management, Procedures, On-Call Problems, Diseases, Drugs*. 2nd Ed. Appleton & Lange, 1992. p. 296-301.

Lipsitz PJ. Neonatal Drug Withdrawal *Clinic Pediatr* 1995;14:592-594.

Ostrea EM et. Al. The Infant of the Drug-Dependent Mother. In: Avery, GB *et al. Neonatology. Pathophysiology & Management of the Newborn*. 5th Ed. Lippincott Williams & Wildins, 1999. p. 1407-1445.

Scher MS *et al.* Effects of prenatal substance exposure: altered maturation of visual evoked potencials. *Pediat Neurol* 1998 Mar;18(3):236-43.

Seidel HM et al. *Primary Care of the Newborn*. Johns Hopkins Children's Center: Mosby Year Book, 1993. p. 385-396.

Sprauve ME *et al.* Adverse perinatal outcome in parturients who use crack cocaine. *Obst Gynecol* 1997 May;89(5 Pt 1):674-8.

2

RECÉM-NASCIDO DE MÃE COM HEPATITE

Miriam Perez F. de Andrade

Os vírus causadores de hepatite constituem um grupo heterogêneo que possuem em comum o tropismo pelo tecido hepático, onde ocorre a replicação viral. As cinco principais famílias envolvidas (A, B, C, D e E) podem ser distinguidas apenas por sorologia e alguns dados epidemiológicos. As hepatites B, C e D são primariamente transmitidas por via parenteral e podem levar à doença crônica. No entanto, os vírus A e E são transmitidos por via fecal-oral e não cronificam.

> *Todos os vírus da hepatite podem causar doença no recém-nascido.*

HEPATITE A

O vírus da hepatite A é um picornavírus transmitido por via fecal-oral, principalmente, embora existam relatos esporádicos de transmissão por via parenteral. Portanto, a transmissão viral da gestante infectada para o recém-nascido é durante o parto ou após o parto (transmissão horizontal). A transmissão vertical é rara. O período de incubação na gestante é de 14 a 45 dias, durante os quais já pode haver transmissão da doença para o seu concepto.

Manifestações clínicas

Os recém-nascidos geralmente são assintomáticos, apresentando apenas elevação das enzimas hepáticas.

Diagnóstico sorológico

1. **Anti-HVA (IgM) → Infecção aguda:**
   - Positiva-se no início das manifestações clínicas e mantém-se até 4 a 6 meses.
2. **Anti-HVA (IgG) → Infecção passada:**
   - É detectada 1 a 2 semanas do início dos sintomas e mantém-se positiva por anos, indicando infecção passada.

Tratamento

Não existe tratamento para a hepatite A.

Profilaxia

As gestantes que entram em contato domiciliar ou sexual com pacientes com hepatite A devem receber imunoglobulina-padrão e vacina contra hepatite A em até duas semanas após o contato.

Os recém-nascidos de gestantes com hepatite A (anti-HAV IgM+) devem receber imunoglobulina-padrão (0,02 ml/kg – IM) logo após o parto.

HEPATITE B

O vírus da hepatite B é um vírus DNA (hepadnavírus), cujas principais formas de transmissão são por via parenteral, por relações sexuais ou contatos íntimos. A transmissão para o feto é vertical e ocorre no parto ou logo após o parto por contato do recém-nascido com secreções e sangue materno. A transmissão transplacentária é comum, podendo ocorrer quando a infecção aguda ocorre no último trimestre. Não se observa, na gestação, maior risco de abortamentos, efeitos teratogênicos ou alteração do prognóstico da doença materna.

Embora a presença do vírus no leite materno já tenha sido descrita, a amamentação não está contra-indicada, pois a transmissão para o recém-nascido não foi documentada.

O período de incubação é de 60 a 180 dias. Na maioria dos casos de infecção aguda a gestante é assintomática, assim como a portadora crônica.

Diagnóstico sorológico na gestante

Recomenda-se a avaliação sorológica da gestante no primeiro e terceiro trimestres. Os marcadores são:

- *Antígenos:*
  - HBsAg: antígeno de superfície do vírus, é o primeiro a positivar na infecção aguda.
  - HBcAg: antígeno do "core", não é utilizado no diagnóstico.
  - HBeAg: antígeno "e", marcador da replicação viral. Diretamente relacionado com a infectividade.
- *Anticorpos:*
  - Anti-HBs: anticorpo contra antígeno de superfície do vírus, está relacionado com a cura e com o desenvolvimento da imunidade.
  - Anti-HBc: este anticorpo contra o antígeno core, auxilia-nos no diagnóstico da doença.
  - IgM: indica infecção aguda recente quando associado à presença do antígeno HBsAg.
  - IgG: quando evolui para a cura e associa-se ao aparecimento do anticorpo anti-HBsAg.
  - Anti-HBe: cura.

HBsAg + HBeAg + anti-HBcAg (IgM) = ***Infecção aguda***
HBsAG + HBeAg = ***Infecção aguda com grande infectividade***
Anti-HBsAg + anti-HBcAg (IgG) + anti-HBeAg = ***Cura***
HBsAg + sinais de hepatite > 6 meses = ***Hepatite crônica***
HBsAg +/anti-HBsAg –/anti-HBcAg +/– sem sinais de hepatite = ***Portador***

A transmissão do vírus para o recém-nascido depende do estado sorológico da gestante:

Gestante HBsAg+	*Risco de infecção no RN (%)*
HBeAg+	80 a 90
Anti-HBe+	10 a 30
Hepatite aguda no terceiro trimestre	80 a 90
Hepatite aguda no primeiro trimestre	10 a 30

Manifestações clínicas

Geralmente os recém-nascidos são assintomáticos. Quando desenvolvem manifestações clínicas, estas ocorrem após três semanas de vida (período de incubação: um mês a quatro meses). A maioria (70-90%) dos recém-nascidos sintomáticos não evolui para a cronificação da doença, principalmente se a mãe é HBeAg+. Como o risco de hepatocarcinoma e cirrose hepática se relaciona diretamente ao tempo de doença crônica, as pessoas com hepatite B adquirida no período neonatal estão sob maior risco destas complicações.

Conduta

1. Não está indicado o parto cesáreo de rotina.
2. O recém-nascido de mães HBsAG+ deve ser banhado imediatamente após o parto, as secreções devem ser aspiradas delicadamente para evitar traumatismos na mucosa, as injeções intramusculares só devem ser aplicadas após o banho.
3. Aplicar a primeira dose da vacina nas primeiras 12 horas de vida para mães HBsAg+ e mães que desconheçam seu estado sorológico. Os recém-nascidos de mães sabidamente HBsAg – podem ser vacinados após 12 horas de vida.
   Vacina recombinante – 10 μg (0,5 ml) por via intramuscular, no músculo vasto lateral da coxa.
4. Imunoglobulina humana anti-hepatite B – 0,5 ml intramuscular, aplicada nas primeiras 48 horas de vida, em local diferente da vacina, está indicada para:
   - Recém-nascidos de mães HBsAg+ quando a vacina não puder ser aplicada nas primeiras 12 horas de vida.

- Recém-nascidos de mães HBsAg+ com menos de 2.000 g, menos de 34 semanas de idade gestacional ou nas mães soropositivas para o vírus HIV.

5. A gestante comunicante de paciente com hepatite B deve fazer profilaxia com vacina e imunoglobulina anti-hepatite B.

HEPATITE C

O vírus da hepatite C é um flavivírus transmitido, principalmente, por via parenteral e menos freqüentemente por relações sexuais. São considerados de risco: usuários de drogas injetáveis, receptores de produtos sanguíneos, pacientes em hemodiálise, comunicantes de portadores. Cerca de 40% dos portadores de hepatite C não apresentam fatores de risco.

O modo de transmissão da hepatite C para o recém-nascido, transplacentário ou periparto, ainda não está estabelecido, assim como a amamentação como possível forma de contaminação. No entanto, a taxa de transmissão vertical parece maior quando a infecção materna foi adquirida no terceiro trimestre e na presença de co-infecção com HIV devido ao aumento da replicação do vírus da hepatite C.

Manifestações clínicas

Geralmente evolui de forma subclínica, podendo cronificar em 50-80% dos casos, evoluir para cirrose hepática em 20% dos casos e hepatocarcinoma em 10%.

Diagnóstico sorológico na gestante

O diagnóstico sorológico pelo ELISA é o mais utilizado em razão do alto custo dos demais, mas apresenta grande número de falsos-positivos, necessitando de confirmação pelo RIBA (Imunoblot recombinante) ou PCR (reação em cadeia de polimerase). Os anticorpos (anti-HCV) surgem 90 a 150 dias após a exposição e podem permanecer indefinidamente, não diferenciando a infecção aguda da crônica.

Profilaxia

Os recém-nascidos expostos podem apresentar anticorpos que desaparecem em seis meses, significando apenas transmissão materna. Se os anticorpos permanecerem por mais de 6 meses, acredita-se ter havido a infecção. O uso da imunoglobulina como profilaxia não é efetivo.

HEPATITE D

O vírus da hepatite D, deltavírus, é um vírus RNA que só se replica na presença do vírus da hepatite B; portanto, podem existir duas situações:

1. **Co-infecção:** infecção simultânea pelos vírus da hepatite B e da hepatite D. Raramente o paciente evolui para cronicidade – HDV Ag e depois anti-HDV IgM, HBsAg e anti-HBc IgM.
2. **Superinfecção:** paciente portador crônico de hepatite B faz infecção aguda pelo vírus delta, freqüentemente evolui com cirrose hepática – HDV Ag e depois anti-HDV IgM, HBsAg e anti-HBc IgG.

Os mecanismos de transmissão são os mesmos da hepatite B. Raramente existe transmissão para o recém-nascido, porque a maioria das gestantes com infecção pelo vírus delta é anti-HBe Ag+, sendo muito baixa ou ausente a replicação viral.

A prevenção confunde-se com a prevenção da hepatite B, pois necessita do vírus B para a replicação.

HEPATITE E

O vírus da hepatite E tem transmissão oral-fecal, e não evolui para a cronicidade. Assume especial importância na gravidez porque tem elevado índice de morte materna por hepatite fulminante, principalmente quando adquirido nos últimos meses. É desconhecida a freqüência da transmissão vertical.

BIBLIOGRAFIA

Center for disease control and prevention. Recommendations of the Immunization Practices Advisory Committee Prevention of Perinatal Transmission of Hepatitis B Virus: Prenatal Screening of all Pregnant Women for Hepatitis B Surface Antigen. MMWR, 1988;37;341-6.

Extremera R. Follow-up of transmission of hepatitis C to babies of human immunodeficiency virus-negative women: the role of breast-feeding in transmission. *Pediatr Infect Dis J*, 2000;19(6):511-6.

Gibb FM. Mother-to-child transmission of hepatitis C virus: evidence for preventable peripartum transmission. Londres. *Lancet*, 2000;356(9233):904-7.

Renge RL. Vertical transmission of hepatitis. A. *Indian J Pediatr* – 2002;69(6):535-6.

MacDonald MG, Seshia MM, Mullet MD. Avery's Neonatology – Pathophysiology & Management of the Newborn. 2005; 6th edition; 1305-1313.

3

RECÉM-NASCIDO DE MÃE COM TUBERCULOSE CONGÊNITA

Ana Lúcia Alves dos Santos

INTRODUÇÃO

Causada pelo *Mycobacterium tuberculosis,* a tuberculose é um sério problema de saúde pública, com distribuição geográfica muito relacionada com os níveis socioeconômicos das populações atingidas. Desde a década de 1980 tem sido observado um aumento global de casos de tuberculose em conseqüência de fatores como a pandemia da AIDS, não-adesão a tratamento, dificuldades de acesso aos serviços de saúde, piora das condições de vida, entre outros.

A magnitude da tuberculose na infância no mundo não é bem conhecida. Acredita-se que a ocorrência na faixa etária de 0 a 14 anos corresponda a 10% do total de casos. No Brasil foram notificados, em 2001, 103.029 casos de tuberculose, dos quais 15% ocorreram em menores de 15 anos de idade. O estado do Rio de Janeiro é o que possui a mais alta taxa de incidência no país, tendo apresentado uma incidência de 87,5 casos por 100.000 habitantes em 2003, o que correspondeu a cerca de 13.000 casos novos. A exata prevalência da doença na gravidez não é conhecida, no entanto, o diagnóstico na gestação torna-se ainda mais importante devido à oportunidade de adequado tratamento da gestante e à redução da transmissão ao feto e ao recém-nascido.

O risco de desenvolver doença é maior nos primeiros seis meses após a infecção, mantendo-se alto por dois anos.

É importante ressaltar que o recém-nascido apresenta um risco aumentado de progredir da **infecção** para a **doença** tuberculose, e de desenvolver formas graves da doença.

TRANSMISSÃO

A tuberculose no recém-nascido pode ser **congênita** ou **adquirida.**

A tuberculose **congênita** é rara e a contaminação do feto pode ocorrer pela placenta infectada por via hematogênica (bacilemia), e também por inalação ou deglutição do líquido amniótico infectado. A contaminação pode ainda acontecer durante a passagem no canal de parto, por contato com a secreção vaginal contaminada (endometrite tuberculosa).

A infecção por via hematogênica em geral está associada à formação de complexo primário no fígado com aumento de linfonodos periportais. No entanto, pode haver também formação de tubérculo bacilífero no pulmão, no cérebro, na adrenal, nos rins, ossos e outros. Na infecção decorrente da aspiração ou deglutição de líquido amniótico contaminado, o recém-nascido pode apresentar foco pulmonar, aumento dos linfonodos peri-hilares e do trato gastrointestinal.

A tuberculose congênita pode causar abortamento e morte fetal.

Após o nascimento (**adquirida**), a contaminação ocorre ao contato com gotículas produzidas pela mãe, familiares ou pessoas de convívio próximo, e menos freqüentemente por pessoas da equipe hospitalar, que estejam com tuberculose pulmonar. Esta transmissão ocorre por inalação, deglutição ou até mesmo por lesões de pele ou mucosas que servem como porta de entrada para o bacilo.

MANIFESTAÇÕES CLÍNICAS

A sintomatologia além de muito variável e inespecífica pode começar desde o período pós-natal imediato até 8 semanas de idade.

A prematuridade e o baixo peso ao nascer são freqüentes e o quadro clínico do recém-nascido com tuberculose pode ser muito semelhante ao da sepse bacteriana, ou de outras infecções congênitas. Os sintomas iniciais são inespecíficos com irritabilidade, febre, vômitos, sucção débil, baixo ganho ponderal e sintomas respiratórios. Também podem estar presentes a hepatomegalia, esplenomegalia, linfadenopatia, icterícia obstrutiva, drenagem de ouvidos, osteomielite, meningite, convulsões e lesões cutâneas.

A única lesão do neonato inquestionavelmente de origem congênita é o complexo primário hepático. Todas as outras podem ser congênitas ou pós-natais.

DIAGNÓSTICO

O exame anatomopatológico da placenta deve ser solicitado diante da suspeita de tuberculose congênita, assim como a cultura para *M. tuberculosis*. Embora cerca de 50% das pacientes com tuberculose apresentem lesões placentárias, poucos recém-nascidos irão desenvolver a doença.

A radiografia de tórax pode não apresentar alterações, mostrar padrão miliar, ou nódulo único associado a aumento de gânglio peri-hilar, alargamento de hilo com compressão brônquica e atelectasia.

Diante da suspeita de tuberculose congênita, o PPD, a radiografia de tórax e a punção lombar estão indicados, de imediato. Podem ser feitas pesquisas do bacilo no lavado gástrico, aspirado traqueal (sensibilidade inferior), urina, líquor, punção de linfonodo, medula e outros produtos de biópsia. A melhor amostra para diagnóstico de tuberculose pulmonar é o aspirado gástrico matinal. Para todo o material deve ser feita a pesquisa de bacilo álcool-ácido-resistente (BAAR) e cultura para *M. tuberculosis*. A alteração do hemograma é inespecífica, com leucocitose e aumento de VHS.

O teste tuberculínico (PPD) pode ser não-reator até 12 semanas, porém sua negatividade não afasta o diagnóstico de tuberculose, sendo recomendada sua realização.

Paralelamente à investigação do recém-nascido, a mãe e outros contactantes devem ser investigados pela realização de PPD, radiografia de tórax e pesquisa do bacilo no escarro. É importante ressaltar que o diagnóstico de infecção ou doença tuberculosa em uma criança é um evento sentinela e representa a transmissão recente do *M. tuberculosis* na comunidade. No caso do recém-nascido, a principal fonte a ser investigada é a mãe e, secundariamente, outros contatos domiciliares. A mãe deve ser investigada também para a presença de tuberculose extrapulmonar, inclusive uterina.

Teste tuberculínico

- 0 a 4 mm – **não-reator:** indivíduo não-infectado pelo *M. tuberculosis* ou com hipersensibilidade reduzida
- 5 a 9 mm – **reator fraco:** indivíduo vacinado com BCG ou infectado pelo *M. tuberculosis* ou por outras micobactérias
- 10 mm ou mais – **reator forte:** indivíduo infectado pelo *M. tuberculosis*, que pode estar doente ou não, e indivíduos vacinados com BCG nos últimos dois anos

Fonte: Ministério da Saúde, 2002.

CONDUTA NA GESTANTE

Toda gestante deve ser submetida a uma boa anamnese relativa à imunização e exposição ao bacilo da tuberculose. O teste tuberculínico deverá ser realizado em todas as gestantes com suspeita de exposição ou com maior suscetibilidade para a infecção (HIV positivas, profissionais de saúde, população de alta incidência etc.). Radiografia de tórax e outras investigações deverão ser feitas conforme a história, o exame físico e o resultado do PPD.

Devido ao risco de tuberculose fetal, o tratamento da grávida deve ser iniciado tão logo haja a suspeita clínica da doença.

O tratamento inicial deve ser feito com isoniazida (INH) – 10 mg/kg/dia, rifampicina (RMP) – 10 mg/kg/dia e etambutol (ETM) – 25 mg/kg/dia por 1 a 2 meses, seguidos de INH e RMP para completar nove meses de tratamento.

O etambutol deve ser evitado no primeiro trimestre. Estas drogas atravessam a barreira placentária, mas não há evidências de efeitos teratogênicos. A pirazinamida (PZA) não deve ser recomendada por não haver dados suficientes sobre teratogenicidade, embora algumas organizações internacionais a recomendem, como consta no manual técnico do Ministério da Saúde de 2002 com a utilização do esquema I (INH, RMP, PZA) e o esquema I + etambutol em qualquer fase da gestação, em dose plena. A estreptomicina não é recomendada devido ao risco de surdez congênita, efeito que parece ocorrer também com a kanamicina e a capreomicina. Ainda não existem informações suficientes sobre os riscos da cicloserina e etionamida no desenvolvimento do feto.

A gestante assintomática, com PPD reator, radiografia normal, sem tratamento prévio para tuberculose, e com contato recente deverá receber INH por nove meses, preferencialmente após o primeiro trimestre.

Toda gestante em uso de isoniazida deve receber piridoxina na dose de 25 a 50 mg/dia para evitar a neurite periférica.

Toda gestante ou puérpera internada com suspeita de tuberculose deverá permanecer em isolamento respiratório, em quarto privativo, devendo utilizar máscara cirúrgica quando necessário sair do quarto e amamentar seu bebê. Os profissionais de saúde em contato com a paciente deverão utilizar máscara apropriada (N95).

CONDUTA NO RECÉM-NASCIDO (RN)

Um recém-nascido com quadro de tuberculose congênita deve ser prontamente tratado e, pelo risco de desenvolver tuberculose extrapulmonar, é recomendado o esquema terapêutico para meningite:

Fases do tratamento	*Drogas*	*Doses em mg/kg/dia*
1ª fase (2 meses)	RMP INH PZA	10 10 35
2ª fase (7 meses)	RMP INH	10 10

Caso haja confirmação de comprometimento meníngeo, associar ao tratamento prednisona na dose de 1 a 2 mg/kg/dia, máximo de 30 mg/dia.

Para tratamento da tuberculose adquirida, utilizar o esquema para tuberculoses pulmonar e extrapulmonar:

Fases do tratamento	*Drogas*	*Dose em mg/kg/dia*
1ª fase (2 meses)	RMP INH PZA	10 10 35
2ª fase (4 meses)	RMP INH	10 10

Em caso de resistência ao esquema anterior, deverá ser utilizado o esquema abaixo:

Fases do tratamento	*Drogas*	*Dose em mg/kg/dia*
1ª fase (3 meses)	Estreptomicina Pirazinamida Etambutol Etionamida	20 35 25 12
2ª fase (9 meses)	Etambutol Etionamida	25 12

Obs.: Quando a adesão ao tratamento da mãe ou recém-nascido com terapêutica diária não puder ser assegurada, a **terapia diretamente observada** deverá ser utilizada com um regime de duas vezes por semana.

MANEJO DO RN CUJA MÃE OU CONTACTANTE DOMICILIAR TEM TUBERCULOSE

A separação da díade mãe-bebê deve sempre que possível ser evitada, principalmente nas classes socioeconômicas desfavoráveis, quando quase nunca está indicada, devendo-se manter a amamentação e o manuseio do RN com uso de máscara cirúrgica pela mãe, associado à profilaxia do recém-nascido.

Os recém-nascidos de mães portadoras de tuberculose devem ser cuidadosamente examinados e investigados, devido ao alto risco de desenvolvimento de formas graves da doença.

Circunstâncias e recomendações

- *Mãe ou contactante com PPD reator, sem evidência de doença clínica.* Quando não se consegue avaliar a família prontamente:
  - Iniciar isoniazida 10 mg/kg/dia para o recém-nascido até a investigação de toda a família e evitar o contato com caso de tuberculose. Considerar isoniazida também para a mãe durante a investigação.
    Mãe e bebê não necessitam ser afastados e a amamentação deve ser estimulada.
- *Mãe com doença não-tratada ou tratamento recente e que não é contagiante no parto:*
  - Investigação da família e contactantes é mandatória. PPD na criança com 3 a 4 meses e com 6 meses de vida. Se o tratamento da mãe é adequado, recomendada-se a amamentação e deve-se iniciar a isoniazida no recém-nascido. Acompanhar o recém-nascido mensalmente e repetir PPD com 3 a 4 meses e com 6 meses de vida.

Se nenhum membro da família for contagiante, a aderência ao tratamento for boa e o PPD for não-reator com 3 a 4 meses de vida, suspender a isoniazida.

Se não houver aderência ao tratamento, a pesquisa de BAAR na mãe for positiva e o acompanhamento for incerto – afastar o recém-nascido e realizar a vacinação com BCG.

- *Mãe doente com suspeita de ser contagiante:*
  - Separar mãe e RN até que este esteja recebendo tratamento ou a mãe deixe de ser contagiante.

- *Mãe com doença de disseminação hematogênica (miliar, pleural, óssea, meningite):*
  - Se na investigação não há tuberculose congênita, a criança deve ser separada da mãe até esta ser considerada não-contagiante. Iniciar isoniazida e aos 3 a 4 meses realizar o PPD no RN.

> Se PPD positivo: avaliar doença tuberculosa e se não presente, manter INH por pelo menos 9 meses.
>
> Se PPD negativo e radiografia de tórax normal: suspender INH se não houver outros contagiantes na família.

Considerações gerais

- A vacina BCG deve ser feita após o término da profilaxia com INH. Em caso de vacinação com BCG seguida de INH, a vacinação deverá ser repetida após o término da INH.
- A vacina BCG está contra-indicada em crianças soropositivas para HIV com sinais e sintomas de AIDS.
- Todo recém-nascido em uso de INH e aquele em aleitamento materno cuja mãe esteja em uso de INH deverá receber piridoxina.

AMAMENTAÇÃO E TUBERCULOSE MATERNA (RESUMO DAS ORIENTAÇÕES)

Conforme o tempo do diagnóstico e da situação bacteriológica materna.

TB pulmonar ativa diagnosticada antes do parto		***TB pulmonar ativa diagnosticada depois do parto***		
> 2 meses antes		< 2 meses antes	< 2 meses depois	> 2 meses depois
Escarro negativo pouco antes do parto	***Escarro positivo pouco antes do parto***	–	–	–
Tratar a mãe	Tratar a mãe	Tratar a mãe	Tratar a mãe	Tratar a mãe
Manter amamentação	Manter amamentação	Manter amamentação	Manter amamentação	Manter amamentação
Nenhuma quimioterapia	Dar isoniazida por 6 meses	Dar isoniazida por 6 meses	Dar isoniazida por 6 meses	Dar isoniazida por 6 meses
BCG ao nascimento	BCG após término da INH	BCG após término da INH	BCG após término da INH	BCG após término da INH se não dado ao nascimento

Fonte: *International Baby food action network* (IBFAN), 2000.

REFERÊNCIAS BIBLIOGRÁFICAS

1. American Academy of Pediatrics. Tuberculosis. In: Pickering LK, ed. 2000 *Red Book: Report of the Committee on Infectious Diseases.* 25ª ed. Elk Grove Village, IL: American Academy of Pediatrics, 2000. p. 593-613.
2. CDC (Centers for Disease Control and Prevention). *Tuberculosis and pregnancy. Division of tuberculosis elimination.* Atlanta, 2005. Avaible from: <http://www.cdc.gov/nchstp/tb/pubs/tbfactsheets/250160.htm> [2005 Set 03].
3. CDC (Centers for Disease Control and Prevention). *Treatment of Tuberculosis. American Thoracic Society, CDC, and Infectious Diseases Society of America.* Atlanta, 2003. Avaible from:

<http://www.cdc.gov/mmwr/preview/mmwrhtml/rr5211a1.htm> [2005 Set 03].

4. International Baby Food Action Network (IBFAN). *Amamentação e infecções maternas*. Documento do mês sobre amamentação; 01/2000. Disponível em: <http://www.ibfan.org.br/doc1_00pdf> [2005 Set 03].
5. Ministério da Saúde. *Manual técnico para o controle da tuberculose: cadernos de atenção básica*. Ministério da Saúde, Secretaria de Políticas de Saúde Departamento de Atenção Básica. 6. ed. rev. e ampl. – Brasília: Ministério da Saúde, 2002. Disponível em: http://www.saude.rj.gov.br/Tuberculose/ManualPr%E1ticoParaoControledaTuberculose-2002.doc> [2005 Set 03].
6. Sant Anna CC. *Tuberculose na infância*. Sociedade de Pediatria do Rio de Janeiro 2004. Disponível em: <http://www.soperj.org.br/publico/textos_imprime.asp?id=218> [2005 Mar 20].
7. Smith MHO, Teele DW. Tuberculosis. In: Remington JS, Klein JO. *Infectious diseases of the fetus and newborn infant.* 4th ed. Philadelphia, Pennsylvania: 1995. p. 1074-84.

4

RECÉM-NASCIDO DE MÃE COM HIV POSITIVO

José Dias Rego
Ana Lúcia Martins Figueiredo

PROFILAXIA DA TRANSMISSÃO VERTICAL DO HIV

- A taxa de transmissão vertical sem qualquer intervenção é de 20%.
- Em 65% dos casos, a transmissão ocorre durante o trabalho de parto e parto.
- Os 35% restantes ocorrem intra-útero, principalmente nas últimas semanas e através do aleitamento materno.
- O aleitamento materno representa risco adicional de 7-22%.

PARTURIENTE SEM SOROLOGIA ANTI-HIV

TESTE RÁPIDO MEDIANTE SEU CONSENTIMENTO VERBAL

↓

TESTE REAGENTE

- Iniciar quimioprofilaxia*
- Colher sangue para Elisa
- Inibição lactação**
  - Física: enfaixamento
  - Farmacológica: hormonal
- Estimular contatos mãe-RN
- Desconstrução, vontade de amamentar
- Oferecer leite humano de banco de leite ou fórmula industrial no copinho
- Suporte de equipe de saúde para a mãe não se sentir discriminada
- Orientar a dieta por ocasião de alta***
- Notificar: "Ficha de investigação de gestantes HIV + e crianças expostas"
- Encaminhar ao centro de referência para crianças expostas ao HIV

↓

TESTE NÃO-REAGENTE

- Não medicar
- Amamentação plena
- Alojamento conjunto

---

*Zidovudina, solução oral, 10 mg/ml. Iniciar até 24 horas após o parto (preferencialmente até a oitava hora), na dose de 2 mg/kg a cada seis horas, durante seis semanas (42 dias).

**Logo após o parto, deve-ser evitar o início da lactação, o que pode ser conseguido com medidas clínicas ou farmacológicas. As medidas clínicas mais simples consistem em realizar compressão das mamas com atadura, imediatamente após o parto, com cuidado para não restringir os movimentos respiratórios ou causar desconforto materno. Essa medida isoladamente já alcança sucesso em 80% dos casos.

O enfaixamento é recomendado por um período de dez dias, evitando-se a manipulação e a estimulação das mamas. Pelas dificuldades na manutenção do enfaixamento durante período prolongado no puerpério, geralmente se sugere que seja realizada, conjuntamente, a supressão farmacológica da lactação. A critério do obstetra, poderá ser utilizada a cabergolina (0,5 mg, dois comprimidos em dose única), ou hexa-hidrobenzoato de estradiol (1 ampola de 5 mg IM de 12/12 horas) – duas tomadas.

Frente à ocorrência de lactação rebote, fenômeno presente em mais de 10% das mulheres, pode-se realizar uma nova dose do inibidor. Essa medida costuma ser totalmente eficaz por alcançar a supressão total da produção de leite.

***Consultar o "Guia Prático de Preparo de Alimentos para Crianças Menores de 12 meses que não Podem Ser Amamentadas" do Ministério da Saúde.

RECOMENDAÇÕES AO ESQUEMA POSOLÓGICO DA ZIDOVUDINA NO RECÉM-NASCIDO

1. Administrar AZT solução oral. Essa terapia deve se iniciar o mais breve possível nas primeiras 24 horas após o nascimento (de preferência, iniciá-la até a 8ª hora) e ser mantida até a sexta semana de vida (42 dias). Não existe evidência de benefício quando a administração do AZT para o neonato é iniciada após 48 horas de vida. A indicação da quimioprofilaxia após esse período fica a critério médico.
2. Os filhos de gestantes infectadas pelo HIV devem receber AZT solução oral, mesmo que suas mães não tenham recebido AZT durante a gestação e o parto. Nesses casos, o início deverá ser imediatamente após o nascimento (nas 2 primeiras horas).
3. Excepcionalmente, quando a criança não tiver condições de receber o medicamento por via oral, deve ser utilizado o AZT injetável, na mesma dose do esquema recomendado acima.
4. A dose de AZT apropriada para crianças prematuras, abaixo de 34 semanas de gestação, foi definida em estudo que recomenda 1,5 mg/kg, IV ou 2 mg/kg VO a cada 12 horas, nas primeiras duas semanas e 2 mg/kg a cada oito horas, por mais quatro semanas, se nascido com mais de 30 semanas de gestação. Nas crianças nascidas com menos de 30 semanas, esperam-se quatro semanas para modificar o esquema.
5. Devido à possibilidade de ocorrência de anemia no recém-nascido em uso de zidovudina, recomenda-se a realização de hemograma completo, possibilitando o monitoramento da criança no início do tratamento e após 6 e 12 semanas.
6. A partir da sexta semana de vida até a definição do diagnóstico de infecção pelo HIV, a criança deve receber quimioprofilaxia para pneumonia com sulfametoxazol (SMX) + trimetoprima (TMP) na dosagem de 750 mg de SMX/metro quadrado/dia, divididos em duas doses diárias, três vezes por semana, ou em dias consecutivos.

Quimioprofilaxia anti-retroviral no recém-nascido
Diagnóstico de infecção pelo HIV em gestantes e parturientes

ESQUEMA

Droga: Zidovudina (AZT)
Dose: 2 mg/kg/dose a cada seis horas
Via: Oral (sol. 10 mg/ml)
Início: Ideal = primeiras oito horas
Tolerável = primeiras 24 horas
Sem benefícios = após 48 horas

AZT e prematuridade

Abaixo 30 semanas	Acima 30 semanas
IV = 1,5 mg/kg/dose	12/12 horas
VO = 2 mg/kg/dose	12/12 horas
Quatro semanas	Duas semanas

Dose = 2 mng/kg/dose 8/8 horas
por mais quatro semanas

TESTES RÁPIDOS ANTI-HIV

Conceito

Testes rápidos para a detecção de anticorpos anti-HIV são testes de triagem que produzem resultados em, no máximo, 30 minutos.

Geralmente os testes rápidos apresentam metodologia simples, utilizando antígenos virais fixados em um suporte sólido, acondicionados em embalagens individualizadas, permitindo a testagem individual das amostras.

Características gerais dos testes rápidos

Conforme citado na Lei Nº 6.360 de 23 de setembro de 1976, somente conjuntos de diagnóstico com registro na Agência Nacional de Vigilância Sanitária poderão ser comercializados no país. Os testes rápidos deverão ser realizados por profissionais de saúde devidamente capacitados e o sistema submetido a controle de qualidade, como é feito para os laboratórios que realizam a sorologia convencional.

Os testes rápidos apresentam sensibilidade e especificidade similares aos ELISA, e geralmente se situam, respectivamente, ao redor de 100% e 99,8% (valores expressos nas descrições do fabricante), sendo que em populações com baixa prevalência para o HIV, como é o caso de gestantes, a proporção de resultados falsos-positivos pode ser maior. Além disso, o resultado de teste rápido, seja ele reagente ou não-reagente, deve ser sempre comunicado por profissional de saúde devidamente treinado.

Indicações gerais para uso de testes rápidos

Tendo em vista as características gerais dos testes rápidos, os mesmos são indicados principalmente em situações que requerem intervenções profiláticas de emergência específicas, tais como a prevenção da transmissão vertical do HIV como as parturientes e puérperas não testadas anteriormente ou sem o resultado do teste realizado previamente.

Testes rápidos anti-HIV

- Conceito: triagem com resultado em 30 minutos
- Sensibilidade e especificidade similares ao ELISA (100% e 99,8% respectivamente
- Em populações com baixa prevalência para HIV, como as gestantes (0,5-1%), é maior a proporção de falso-positivos

Perguntas e respostas freqüentes com relação ao teste rápido anti-HIV

1. Cabe ao profissional de saúde proibir a amamentação às mães que se recusam a fazer o teste anti-HIV?
   Não. O profissional não deve proibir o aleitamento, pois a contra-indicação deve ser baseada em um diagnóstico de HIV. É válido ressaltar que o teste é voluntário e sigiloso. É dever do profissional oferecer a testagem e realizar aconselhamento visando o entendimento da mulher sobre a importância do diagnóstico. Caso ela não aceite, o profissional deve anotar em prontuário o seu oferecimento, bem como a recusa da mulher. O aleitamento materno deve ser assegurado a todas as crianças.
2. Cabe ao profissional de saúde proibir a amamentação às mães que apesar de terem realizado o teste, não têm o resultado disponível?
   Não. Como já mencionamos, o profissional não deve proibir o aleitamento, pois a contra-indicação deve ser baseada em um diagnóstico de HIV-positivo. Caso o resultado não possa ser recuperado rapidamente, realizar o teste rápido anti-HIV para que as medidas profiláticas sejam realizadas, se necessário. Cabe ao serviço proporcionar uma logística para que o resultado chegue em tempo hábil.
3. Quando a mãe não foi testada para o HIV no pré-natal, o profissional pode impedir que ela amamente?
   Não. Como já mencionamos, o profissional não deve proibir o aleitamento, pois a contra-indicação deve ser baseada em um diagnóstico de HIV-reagente. Neste caso, o profissional deverá reforçar a importância da testagem, oferecendo o teste rápido anti-HIV com aconselhamento.

Alguns aspectos importantes na orientação alimentar

- **Não amamentar**. Alimentar o neonato com fórmula infantil. Em recém-nascido prematuro ou de baixo peso, que não possa ser alimentado com fórmula infantil, utilizar leite pasteurizado de bancos de leite credenciados pelo Ministério da Saúde (consultar o

Guia Prático de Preparo de Alimentos para Crianças que não Podem Ser Amamentadas, do Ministério da Saúde).
É **contra-indicado o aleitamento cruzado** (amamentação por outra mulher) e o uso do leite materno com pasteurização domiciliar.

- Como organizar a rotina da maternidade para que as diretrizes de amamentar e não-amamentar não interfiram negativamente, uma na outra, prejudicando a criança e sua mãe?

As normas devem:

- Promover, proteger e apoiar a amamentação seguindo os dez passos da Iniciativa Hospital Amigo da Criança.
- Treinar e habilitar equipe multiprofissional, em aconselhamento sobre alimentação infantil em **crianças expostas ao HIV, ao HTLV** ou outra condição que contra-indique o aleitamento materno, oferecendo esse aconselhamento em momento oportuno.
- Assegurar o estabelecimento do vínculo com sua mãe na sala de parto (contato pele a pele) imediatamente aos cuidados do pediatra.
- Manter mãe HIV-positivo e bebê em enfermarias de alojamento conjunto 24 horas por dia.
- Discutir com a mãe HIV-positivo as opções de alimentar seu filho (leite humano pasteurizado em banco de leite humano e/ou fórmula infantil), aplicando as habilidades de "aconselhamento em amamentação".
- Oferecer opções seguras de oferta do leite: copo, xícara, *fingerfeeding* (dedo + sonda + seringa/copo).
- Durante a permanência na maternidade a criança pode utilizar chupetas ou mamadeiras?

  Não. O profissional de saúde deverá orientar a mãe sobre a forma mais segura de alimentar o bebê que é através do copo, xícara ou *fingerfeeding*, pelas evidências científicas (menor risco de contaminação e de infecções, mais fácil higienização, assegurando a atenção do cuidador, favorecendo o contato social e o vínculo afetivo).

  Há evidências científicas quanto aos malefícios do uso da chu-

peta. A criança possui recursos próprios de saciar a necessidade de sucção.

- O que fazer quando a mãe optar pelo uso de mamadeira, mesmo após aconselhamento?
  Nesse caso, caberá ao profissional de saúde informar sobre as normas da instituição, orientando e treinando a mãe em local reservado quanto ao preparo, higienização da mamadeira e administração à criança para o uso após a alta.

BIBLIOGRAFIA

Guia Prático de Preparo de Alimentos para Crianças menores de 12 meses que não podem ser amamentadas. Ministério da Saúde, maio de 2004.

Manual normativo para profissionais de saúde de Maternidades da Iniciativa Hospital Amigo da Criança referência para mulheres HIV-positivas e outras que não podem amamentar. Ministério da Saúde – Secretaria de Vigilância em Saúde – Secretaria de Atenção à saúde – Brasília, maio de 2004.

Recomendações para Profilaxia da Transmissão Vertical do HIV e Terapia Anti-retroviral em Gestantes. Secretaria de vigilância em saúde, Programa Nacional de DST e Ainda – Brasília: Ministério da Saúde, 2004. 107p.

5

RECÉM-NASCIDO DE MÃE COM SÍFILIS CONGÊNITA

José Vicente de Vasconcellos

INTRODUÇÃO

Em pleno século XXI, a sífilis congênita constitui grave problema de saúde pública em nosso meio. Apesar de não existirem dados gerais em nosso país, estima-se em cerca de 3,5-4% a prevalência de sífilis nas gestantes brasileiras.

A infecção é causada pela disseminação hematogênica do *Treponema pallidum* da gestante infectada para o seu concepto. A taxa de transmissão vertical, em mulheres não tratadas, é de 70-100%, nas fases primária e secundária da doença, e 30% nas fases latente e terciária. A transmissão materna pode ocorrer em qualquer fase gestacional, e o óbito perinatal é de 40% das crianças infectadas. Recomenda-se a investigação de HIV em todos os pacientes com qualquer tipo de doença sexualmente transmissível.

QUADRO CLÍNICO

Sífilis congênita precoce: sinais/sintomas até os 2 anos de vida: prematuridade, baixo peso, hidropisia, pênfigo palmoplantar, condiloma plano, fissura peribucal, pseudoparalisia de membros, choro ao manuseio, vísceromegalias, icterícia, anemia, pneumonia, coriza, rinite sanguinolenta, osteocondrite, periostite ou osteíte.

Sífilis congênita tardia: sinais/sintomas surgem a partir dos 2 anos de idade: arco palatino elevado, surdez neurológica, retrognatia, ceratite intersticial, nariz em sela, fronte olímpica, incisivos centrais superiores com anomalias de forma tíbia em lâmina de sabre.

EXAMES COMPLEMENTARES

Sorologia não-treponêmica: VDRL (Venereal Diseases Research Laboratory) e RPR (Rapid Plasma Reagin). O VDRL pode permanecer reagente por longos períodos, mesmo após a cura da infecção, apresentando quedas progressivas das titulações. É indicado para o seguimento terapêutico. Não se recomenda o uso do sangue do cordão umbilical para o VDRL devido à alta incidência de falso-negativo.

- *Sorologia treponêmica:* FTA-Abs, TPHA e ELISA
  - São testes confirmatórios, úteis na exclusão de VDRL falsos-positivos.
- *Radiografia de ossos longos (fêmur, úmero e tíbia):*
  - Osteocondrite, periostite e osteíte são encontradas em 75-100% das crianças com evidência clínica de sífilis congênita recente.
- *Líquido cefalorraquidiano*:
  - VDRL positivo no LCR é diagnóstico de neurosífilis. A presença > de 25 leucócitos/mm^3 e proteína > 150 mg/dl, são evidências adicionais para o diagnóstico. No período pós-neonatal (> 28 dias), as alterações encontradas no LCR são: VDRL positivo, mais de cinco leucócitos/mm^3 e/ou mais de 40 mg/dl de proteínas.

MANEJO CLÍNICO

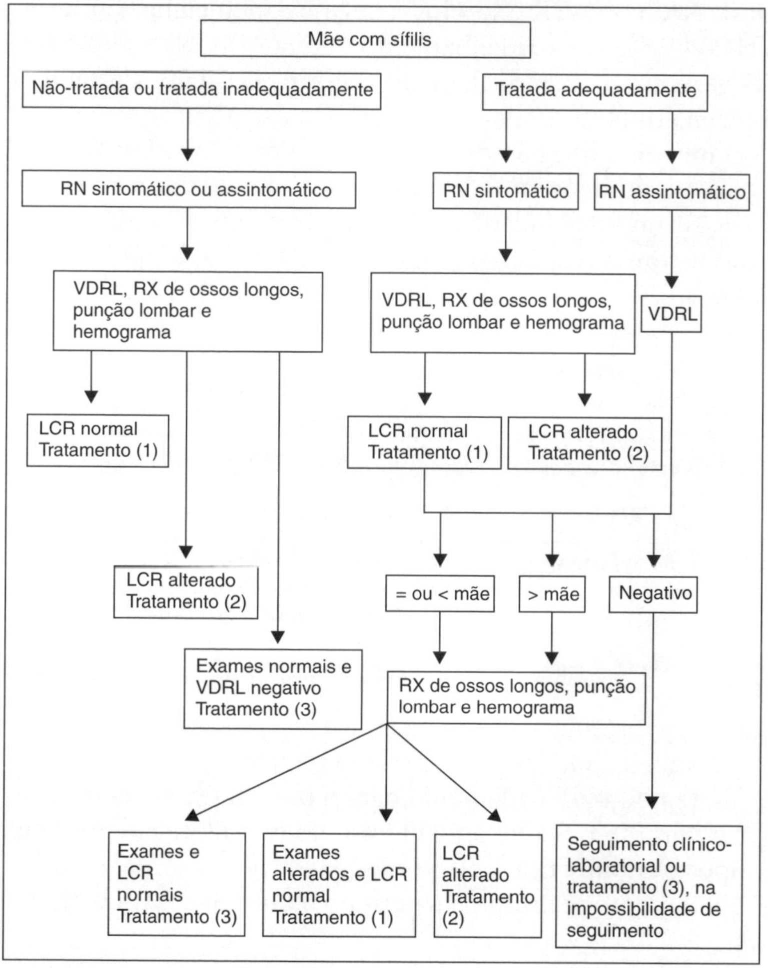

Tratamento (1): penicilina G cristalina 50.000 UI/kg/dose, IV, de 12/12 horas (< 7 dias) ou 8/8 horas (> 7 dias) ou Penicilina procaína 50.000 UI/kg/dia, IM, 1 vez ao dia, durante 10 dias.
Tratamento (2): penicilina G cristalina = 50.000 UI/kg/dose, IV, de 12/12 horas (< 7 dias) e de 8/8 horas (> 7 dias), durante 10 dias. Se mais de 4 semanas de vida, 50.000 UI/kg/dose, IV, de 4/4 horas, durante 10 dias.
Tratamento (3): penicilina G benzatina, IM, dose única de 50.000 UI/kg.
Obs.: reiniciar tratamento, caso haja interrupção por mais de 1 dia, em qualquer idade.
Obs.: no período pós-neonatal (após 28 dias), usar a penicilina cristalina de 4/4 horas e a penicilina procaína de 12/12 horas, mantendo as mesmas dosagens preconizadas.

Tratamento materno ausente ou inadequado: sem alterações clínicas, RX e/ou LCR e sorologia negativa: penicilina benzatina = 50.000 UI/Kg e acompanhamento obrigatório. Não sendo possível garantir o acompanhamento, fazer penicilina cristalina ou procaína durante 10 dias.

Tratamento materno adequado: sem alterações clínicas e, sorologia com títulos < ou = aos maternos, acompanhar no ambulatório. Na impossibilidade de acompanhamento clínico, investigar e tratar com o esquema 1 (LCR normal) ou esquema 2 (LCR alterado).

Tratamento adequado materno	
Sífilis primária	Penicilina Benzatina 2,4 milhões UI, IM, dose única
Sífilis recente secundária e lactente	Penicilina Benzatina 2,4 milhões UI, IM. Repetir após 1 semana. Total da dose: 4,8 milhões
Sífilis tardia (latente e terciária)	Penicilina Benzatina 2,4 milhões UI, IM. Semanalmente durante 3 semanas. Total da dose: 7,2 milhões

Obs.: considera-se tratamento inadequado para sífilis materna:

- Qualquer terapia não-penicilínica.
- Terapia incompleta, mesmo com penicilina.
- Tratamento não-adequado para a fase clínica da doença.
- Se durante o acompanhamento, houver elevação dos títulos após o tratamento.
- Tratamento realizado em período menor que 30 dias antes do parto.
- Quando o parceiro não for tratado corretamente ou não obtivermos esta informação.

SEGUIMENTO AMBULATORIAL

Consulta mensal no primeiro ano; VDRL (1, 3, 6, 12, 18 meses), interrompendo quando negativar. Caso apresente elevação de títulos, ou não negativar aos 18 meses, reinvestigar); LCR semestral até normalizar em crianças com alterações iniciais de LCR;

avaliações neurológica, auditiva e oftalmológica semestrais; tratamento inadequado (dose e/ou duração), reavaliar e retratar caso que apresente alterações clínicas ou labolatorias.

REFERÊNCIAS BIBLIOGRÁFICAS

1. American Academy of Pediatrics. In: Pickering LK. 2003 Report of the Committee on Infectious Disease. 26ª ed.
2. Brasil. Ministério da Saúde. *Manual de controle de doenças sexualmente transmissíveis*. Brasília, 1999.
3. Brasil. Ministério da Saúde. SVS – Programa nacional de DST/AIDS. Diretrizes para o controle da sífilis congênita – 2005.
4. CDC – Centers for Disease Control and Prevention. 1998. Sexually transmitted diseases treatment guidelines. *MMWR* 1998;47(RR-1):28-49.
5. Nogueira SA, Reis MAB, Lambert JS. *Manual para o diagnóstico e tratamento de infecções na gravidez*. Rio de Janeiro: Martins, RM, 1ª edição. 2000.
6. Segre Conceição AM. *Perinatologia fundamentos e prática*. São Paulo: Sarvier, 2002.
7. SOPERJ. *Manual de Infectologia Pediátrica*. Comitê de infectologia, 2002.

6

RECÉM-NASCIDO DE MÃE COM TOXOPLASMOSE CONGÊNITA

Isaías Soares de Paiva

CONCEITO E IMPORTÂNCIA CLÍNICA

A toxoplasmose é uma infecção causada pelo *Toxoplasma gondii*, um protozoário da subclasse *Coccidiae*, que se comporta como parasita intracelular obrigatório e que tem como hospedeiro definitivo os felinos, sendo o gato doméstico o representante mais importante nas áreas urbanas.[1] A maioria das infecções pelo *toxoplasma gondii* entre os humanos ocorre por ingestão de cistos teciduais em carne infetada ou oocistos do solo ou por transmissão congênita pela placenta.[2,3]

Prevalência

Embora a toxoplasmose seja uma infecção com prevalência mundial, os níveis de soropositividade variam amplamente entre diferentes regiões do globo.[4] Os programas de *screening*[5,6] têm revelado uma prevalência da toxoplasmose congênita variando de 1 por 1.000[7] a 0,3 por 1.000[8] nascidos vivos.

A prevalência da toxoplasmose congênita nos Estados Unidos é estimada em 1 para 10.000 nascidos vivos[9] e 85% das mulheres de idade de procriação são suscetíveis a infecção aguda pelo *Toxoplasma gondii*.[10] Em alguns países da América do Sul esta prevalência pode chegar de 2 a 10 para 1.000 nascidos vivos.[11]

No Brasil, estudos de prevalência, identificam soroprevalência variando de 40-80%, com níveis crescentes conforme idade, estado socioeconômico baixo, habitação rural e hábitos de ingestão de carne crua.[12-15] O Brasil é considerado como tendo a prevalência, mais alta da toxoplasmose congênita, com taxas estimadas de 1 para 3.000 nascimentos.[16] E, tendo em vista esta alta prevalência, com cerca de 60% de adultos infectados pelo parasito,[17,18] faz-se necessário detectar aquelas gestantes em risco de infecção aguda durante a gestação (cerca de 30-40%).[19]

Infecção congênita

A infecção pelo *Toxoplasma gondii* apresenta-se nas formas adquirida e congênita. Na forma adquirida, a infecção assintomática ou subclínica, ocorre em aproximadamente 70% dos casos, mas em indivíduos imunodeficientes pode manifestar-se como doença grave e rapidamente evolutiva. A infecção aguda da gestante apresenta risco variável, conforme a idade gestacional, de infecção e desenvolvimento de seqüelas na criança.

A primoinfecção na gestação pode acarretar o acometimento fetal, provocando abortamento, retardo do crescimento intra-uterino, morte fetal, prematuridade e a síndrome da toxoplasmose congênita. Esta última tem apresentação clínica muito variada, e as principais expressões são retardo mental, calcificações cerebrais, microcefalia, hidrocefalia, retinocoroidite, hepatosplenomegalia.[20] Quanto mais precoce a idade gestacional na qual a mulher apresente a proinfecção, mais grave será o acometimento fetal, entretanto, o risco da transmissão para o feto é maior nas idades gestacionais mais avançadas.[21]

A fetopatia na toxoplasmose resulta de infecção aguda na mãe, entretanto, mães com infecção crônica podem transmitir a doença por reativação causada por uma disfunção imunológica.[2,21] A taxa de transmissão fetal durante a primoinfecção é 25%, 54% e 65%, no primeiro, segundo e terceiro trimestres, respectivamente.[22] O tratamento da gestante é realizado visando prevenir graves seqüelas no recém-nascido, mas parece não prevenir a transmissão fetal;[23] deste modo, os melhores resultados seriam a instituição do tratamento o mais precoce possível,[24] embora ainda haja controvérsias sobre a eficácia deste tratamento na gestante.[23]

CONDUTA NA GESTANTE

Como já referido, pela alta prevalência da toxoplasmose no Brasil, deve-se realizar em toda gestante, no início do pré-natal, a investigação sorológica para toxoplasmose, através da pesquisa de anticorpos IgG e IgM específicos, sendo os métodos mais utilizados para sua dosagem o imunoensaio enzimático (ELISA) ou a imunofluorescência indireta (IFI). Com esta triagem, identificam-se quatro grandes grupos de gestantes,[19,21,25-29] como detalhado abaixo:

Gestante "imune" – IgG positiva e IgM negativa

- Esse resultado, no **início** da gestação, sugere que a infecção ocorreu antes da gestação atual, não existindo, neste caso, necessidade de acompanhamento especial, nem de repetição de exames laboratoriais.
- Em caso de reinfecção ou reativação de infecção prévia, não existe risco fetal conhecido, se a gestante é imunocompetente. No entanto, gestantes com imunossupressão (por exemplo, gestantes HIV-positivas) podem ter reativação de infecção prévia na gestação, com risco fetal, devendo, portanto, ser acompanhadas com sorologia seriada.

Gestante suscetível – IgG negativa e IgM negativa

- Orientação higiênica: dietética para profilaxia de contato com o *Toxoplasma gondii.*
- Evitar contato com felinos e seus dejetos.
- Evitar ingestão ou manipulação de carnes cruas ou "malpassadas".

- Evitar manusear terra (jardins, canteiros etc.) sem a proteção de luvas.
- Ingerir água tratada.
- Repetir sorologia mensalmente ou trimestralmente (no mínimo). Antecipar a repetição da sorologia em caso de gestante com linfadenomegalia, mal-estar e febre.

Gestante com provável infecção aguda – IgG negativa e IgM positiva

- Iniciar espiramicina, 1 g de 8/8 horas, via oral.
- Repetir sorologia após 2-4 semanas para confirmar a presença de IgG. A persistência de IgM, na ausência e IgG nessa segunda amostra, exclui o diagnóstico (IgM falso-positivo).
- Confirmada a soroconversão, encaminhar para serviço de referência para investigação de infecção fetal.

Gestante com infecção aguda – IgG positiva e IgM positiva

Quando os valores de IgG e IgM estão próximos dos valores de referência para positividade do laboratório, este resultado pode equivaler à infecção aguda ou IgM residual.

- Repetir sorologia com intervalo mínimo de 10 dias, no mesmo laboratório.
- Havendo disponibilidade, pode-se solicitar dosagem de IgA (marcador de fase aguda)[30] ou teste de avidez da IgG (IgG de baixa avidez é indicativo de infecção aguda).
- Em casos de IgM em títulos altos, iniciar com espiramicina, enquanto aguarda a repetição do exame.
- Nos casos de dosagem de IgG ou IgM ascendentes na repetição, iniciar ou manter o uso de espiramicina e encaminhar para o serviço de referência para investigação de infecção fetal.

O tratamento da gestante agudamente infectada está esquematizado abaixo. Ainda não está totalmente comprovado se o tratamento da gestante com toxoplasmose presumível reduz a transmissão congênita do *Toxoplasma gondii*.[23]

Tratamento da gestante agudamente infectada[21,23,31]

- No primeiro trimestre de gestação: espiramicina (Rovamicina®) – 1 g de 8/8 horas, VO. Manter por toda a gestação se a infecção fetal não for confirmada.
- A partir do segundo trimestre de gestação, se confirmada a infecção fetal: sulfadiazina (1 g de 8/8 horas) + pirimetamina (25 mg de 12/12 horas) + ácido folínico (15 mg/dia) durante quatro semanas, intercalado com espiramicina (3 g/dia), até o final da gestação.
- Nas gestantes em tratamento com pirimetamina, realizar hemograma mensal (ou mais freqüente, se necessário) para avaliação de complicações hematológicas.
- Avaliar risco/benefício do uso do esquema tríplice no último mês de gestação, devido ao risco de hiperbilirrubinemia neonatal.

Investigação de infecção fetal

As gestantes com infecção aguda (soroconversão na gestação) devem ser encaminhadas a um centro de referência para diagnóstico da infecção fetal. Nessa oportunidade, devem-se realizar:[19,21,32]

- Pesquisa do microrganismo no líquido amniótico (por meio da técnica da PCR) ou, menos freqüentemente, pela dosagem de anticorpos no sangue do cordão umbilical.
- Ultra-sonografia para investigação de hidrocefalia, calcificações cerebrais, ascite, alterações hepáticas (calcificações), achados tardios que, quando presentes em fetos de gestante com infecção aguda comprovada, confirmam a doença fetal.

MANIFESTAÇÕES CLÍNICAS NO RECÉM-NASCIDO

As manifestações clínicas da toxoplasmose congênita variam em amplo espectro, desde casos assintomáticos ou oligossintomáticos, até síndromes completas de grave comprometimento orgânico incluindo retardo mental, calcificações cerebrais, microcefalia, hidrocefalia, retinocoroidite e hepatosplenomegalia.[20]

A tétrade clássica de hidrocefalia, coriorretinite, calcificações intracranianas e retardo mental não necessariamente está presente em todos os casos. Remington *et al.*[21] classificou a doença em quatro formas: *infecção subclínica, doença neonatal, doença nos primeiros meses de vida e seqüelas*.

Estima-se que, entre as crianças infectadas, somente 20-30% apresentam evidência de doença ao nascimento.[19] E, no recém-nascido, como as manifestações clínicas podem ser semelhantes, o diagnóstico integra o diferencial das infecções congênitas do grupo TORCHS (toxoplasmose, rubéola, citomegalovirose, herpes simples, sífilis).[19]

Na forma clássica da doença congênita, podemos observar várias manifestações clínicas, isoladas ou associadas:[21]

- Lesão ocular (retinocoroidite).
- Hidrocefalia ou microcefalia.
- Retardo do desenvolvimento neuropsicomotor.
- Calcificações intracranianas.
- Convulsões.
- Febre ou hipotermia.
- Hepatosplenomegalia.
- Icterícia – precoce ou tardia.
- Anormalidades hematológicas – anemia, hemólise, trombocitopenia.

A sintomatologia pode ser evidente já no período neonatal, ou manifestar-se nos primeiros meses de vida, ou ser detectada como seqüela ou recidiva de infecção não-diagnosticada previamente na infância ou na adolescência, ou ainda, mais freqüentemente, a criança nascer assintomática. A identificação da infecção subclínica é difícil e o estudo minucioso da gestante poderá propiciar o diagnóstico destes casos, que merecem atenção especial por apresentar bom prognóstico quando tratados precocemente e por tempo prolongado até um ano.[33]

RN que devem ser investigados para toxoplasmose congênita[19,21]

- Recém-nascidos ou lactentes jovens, assintomáticos ou não, cujas mães têm relato de soroconversão naquela gestação (triagem pré-natal).
- Recém-nascidos ou lactentes jovens, assintomáticos ou não, que apresentem triagem neonatal com positividade para IgM.
- Recém-nascidos ou lactentes jovens com manifestações clínicas sugestivas de infecção pelo *Toxoplasma gondii*, com ou sem informações sobre sorologia materna no pré-natal.

DIAGNÓSTICO LABORATORIAL

O método de laboratório mais utilizado é a pesquisa de anticorpos anti-*Toxoplasma gondii* das classes IgG e IgM. É importante lembrar que os anticorpos IgG atravessam passivamente a placenta e, portanto, sua presença no recém-nascido ou no lactente jovem pode refletir apenas a infecção materna. Por outro lado, a persistência de IgG positiva, ao final do primeiro ano de vida, ou a elevação dos seus títulos, nos primeiros meses, confirmam a infecção na criança. A presença de IgM após o 5º dia de vida também confirma o diagnóstico de infecção congênita no neonato.[34] Os testes mais utilizados para identificação da IgG são o imunoensaioenzimático (ELISA) e a imunofluorescência indireta (IFI) e, para identificação da IgM na criança, o ELISA de captura.

Confirmação do diagnóstico

As crianças suspeitas de infecção congênita devem realizar exames complementares para confirmação do diagnóstico:[21]

- Sorologia para toxoplasmose (IgG-ELISA ou IFI, e IgM-ELISA de captura).
- Hemograma.

- Exame de imagem do crânio (radiografia simples, US transfontanelar ou TC).
- Exame de fundo de olho (oftalmologista).
- Punção lombar (indicação obrigatória nos casos com anormalidade do exame neurológico ou aos exames de imagem).

Se o diagnóstico de toxoplasmose congênita for estabelecido no recém-nascido ou lactente, solicitar outros exames complementares:[19]

- *Radiografia de crânio:* identificar calcificações cerebrais (sua ausência não exclui acometimento cerebral).
- *Ultra-sonografia transfontanela:* identificar dilatações ventriculares no recém-nascido ou lactente.
- *Tomografia computadorizada de crânio:* identificar calcificações e dilatações ventriculares.
- *Exame de fundo de olho:* essencial para pesquisa de neurites e retinocoroidites.
- *Exames hematológicos:* podem-se encontrar anemia, plaquetopenia, reticulocitose, leucocitose ou leucopenia e eosinofilia.
- *Punção lombar:* pode haver pleocitose com predominância de mononucleares, eosinofilia e hiperproteinorraquia.

TRATAMENTO DO RECÉM-NASCIDO OU LACTENTE

O tratamento de crianças congenitamente infectadas com pirimetamina, sulfadiazina e ácido fólico, iniciado no primeiro mês de vida, e continuado durante o primeiro ano de vida, melhora o prognóstico, reduzindo a freqüência e a gravidade de seqüelas posteriores.[5,21,35,36,37] Diagnóstico tardio e atraso na instituição do tratamento contribui para a ocorrência de graves seqüelas.[38] O Quadro 9-1 detalha as drogas, as doses e a duração do tratamento da toxoplasmose congênita.[21]

As crianças com diagnóstico de toxoplasmose congênita idealmente devem ser acompanhadas em um serviço de referência que ofereça acompanhamento multidisciplinar – pediatra infectologista, oftalmologista e neurologista. Pode também haver a

Quadro 9-1. Tratamento da Toxoplasmose Congênita

<table>
<tr><td rowspan="3">Toxoplasmose congênita clínica ou subclínica</td><td>Pirimetamina
+</td><td colspan="2">1mg/kg/dia, via oral, 1 vez ao dia, durante 6 meses, seguido da mesma dosagem 3 vezes por semana até 1 ano</td></tr>
<tr><td>Sulfadiazina
+</td><td>100 mg/kg/dia em duas doses por 1 ano</td><td>12 meses</td></tr>
<tr><td>Ácido folínico</td><td colspan="2">5-10mg, 3 vezes/semana</td></tr>
<tr><td rowspan="2">Toxoplasmose congênita com evidência de inflamação[a]</td><td>Pirimetamina
+
Sulfadiazina
+
Ácido folínico
+</td><td>1mg/kg/dia em 2 doses, via oral, diariamente</td><td>12 meses</td></tr>
<tr><td>Prednisona ou Prednisolona</td><td>Quando cessar a indicação, interromper o corticóide lentamente (aproximadamente 3 semanas), mantendo a medicação específica</td><td>Varia conforme evolução da inflamação</td></tr>
</table>

Adaptado de Remington JS, McLeod R, Thulliez P, Desmonts G. Toxoplasmosis. In: Remington JS, Klein JO. *Infectious Diseases of the fetus and Newborn Infant.* 5. ed. WB Saunders, 2001:205-346.
[a]Retinocoroidite em atividade, hiperproteínorraquia (= 1g/dl)
Sulfadiazina comp. 500 mg
Pirimetamina – Daraprin® – comp. 25 mg
Ácido Folínico – Leucovorin® – comp.15 mg
Prednisona – comp. de 5 mg e 20mg
Prednisolona – solução de 1 mg/ml e 3 mg/ml

necessidade de propedêutica complementar mais complexa ou de complicações e procedimentos terapêuticos especializados, como acompanhamento de hidrocefalia, para avaliar a colocação da derivação ventrículo-peritoneal:[19]

Efeitos colaterais das drogas

- *Sulfadiazina:* reações de hipersensibilidade, erupções, intolerância gastrointestinal, agranulocitose e cristalúria.
- *Pirimetamina:* neutropenia, leucopenia, anemia, trombocitopenia, intolerância gastrointestinal e teratogênese (deve ser evitada no primeiro trimestre da gestação).[21]

Conduta em caso de efeitos colaterais das drogas

- Ocorrendo reações de hipersensibilidade, a droga associada deve ser interrompida.
- Para evitar cristalúria, aumentar a ingestão de líquidos.
- Ocorrendo neutropenia (< 1.000/mm^3) deve-se aumentar a dose de ácido folínico para 10-20 mg diariamente. Se neutrófilos < 500/mm^3, interromper o uso da pirimetamina até normalização do quadro, mantendo neste período o ácido folínico diariamente. Após normalização, pode-se introduzir novamente o medicamento e, na recorrência da neutropenia, deve-se interrompê-lo definitivamente.[21]

ROTINA DE ACOMPANHAMENTO

- *Avaliação pediátrica periódica:* semanal, mensal ou bimensal dependendo da evolução da criança, para avaliar seu crescimento, desenvolvimento e efeito colateral das drogas.[19]
- *Avaliação de efeito colateral das drogas:* realizar periodicamente, durante o uso das drogas, *hemograma, contagem de plaquetas e exame qualitativo de urina*. A periodicidade depende da evolução de cada caso, mas se recomenda que inicialmente seja semanal (ver conduta em caso de efeitos colaterais das drogas).
- *Avaliação oftalmológica:* deve ser realizada ao diagnóstico e trimestral até durante o primeiro ano de vida. Após um ano, deve ser repetida semestralmente até o período escolar e depois anualmente por toda a vida. Independente desse controle, o exame fundoscópico deve ser repetido, a qualquer momento, em caso de alguma sintomatologia ocular.

- *Avaliação neurológica:* deve ser realizada conforme a evolução de cada caso. Na presença de dilatação ventricular detectada ao diagnóstico, repetir o ultra-som transfontanelar pelo menos bimensalmente durante o primeiro ano de vida para avaliar a colocação da derivação ventricular.
- *Avaliação auditiva:* deve ser realizada, no mínimo, no período neonatal e ao final do primeiro ano de vida.
- *Tratamentos adicionais:* incluem fisioterapia, terapia ocupacional, avaliação fonoaudiológica, dependendo da evolução de cada caso.

Acompanhamento sorológico:

- Nas crianças com diagnóstico firmado, a sorologia somente deve ser repetida ao final do tratamento. Lembrar que após a interrupção da medicação pode ocorrer elevação dos títulos de IgG (rebote sorológico), mas esse rebote desacompanhado de lesão ocular em atividade não indica a retomada do tratamento.[39]
- Na vigência do tratamento, deve ser realizado naquelas crianças em que não foi possível confirmar o diagnóstico (diagnóstico provável) e nesse caso deve ser repetida a cada dois a três meses.

- Ao final do primeiro ano de vida, todos os casos devem ter sido confirmados ou excluídos. Nos casos confirmados, repetir a radiografia de crânio e a fundoscopia. A partir desta idade, deve-se realizar um controle semestral até a puberdade com exames clínicos, neurológicos e oftalmológicos e, após a puberdade, este deve ser anual. Em caso de aparecimento de foco de retinocoroidite em atividade, deve-se tratar novamente o paciente durante 30 a 90 dias com o esquema clássico.

REFERÊNCIAS BIBLIOGRÁFICAS

1. Bahia-Oliveira LMG, Abreu-Oliveira AMW, Azevedo-Silva J, Oréfice F. Toxoplasmosis in southeastern Brazil: an alarming situation of highly endemic acquired and congenital infection. In: Peterson E, Pollak A,

Owona IR. Recent trends in research on congenital toxoplasmosis. *Intern J Parasitol* 2001;31:115-44.

2. Beazley DM, Egerman RS: Toxoplasmosis. *Semin Perinatol* 1998;22:332-338.
3. Jones JL, Kruszon-Moran D, Wilson M, *et al. Toxoplasma gondii* infection in the United States: seroprevalence and risk factors. *Amer J Epidem* 2001;154:357-365.
4. Garcia JL, Navarro IT, Ogawa L, De Oliveira RC & Kobilka E. Soroprevalência, epidemiologia e avaliação ocular da toxoplasmose humana na zona rural de Jaguapitã (Paraná), Brasil. *Rev panamer Salud publ* 1999;6:157-163.
5. Lebech M, Andersen O, Christensen NC, Hertel J, Nielsen HE, Peitersen B, *et al.* Feasibility of neonatal screening for toxoplasma infection in the absence of prenatal treatment. *Lancet* 1999;353:1834-7.
6. Eskild A, Oxman A, Magnus P, Bjorndal A, Bakketeig LS. Screening for toxoplasmosis in pregnancy: what is the evidence of reducing a health problem? *J Med Screen* 1996;3:188-94.
7. Jeannel D, Niel G, Costagliola D, Danis M, Traore BM, Gentilini M. Epidemiology or toxoplasmosis among pregnant women in the Paris area. *Int J Epidemiol* 1988;17:595-602.
8. Aspock H, Pollak A. Prevention of prenatal toxoplasmosis by serological screening of pregnant women in Austria. *Scand J Infect Dis Suppl* 1992;84:32-38.
9. Guerina NG, Hsu HW, Meissner HC, Maguire JH, Lynfield R, Stechenberg B, *et al.* Neonatal serologic screening and early treatment for congenital Toxoplasma gondii infection. The New England Regional Toxoplasma Working Group. *N Engl J Med* 1994;330:1858-63.
10. Jones JL, Lopez A, Wilson M, Schulkin J, Gibbs R. Congenital toxoplasmosis: a review. *Obstet Gynecol Surv* 2001;56:296-305.
11. Gómez Marín J., Montoya DE Londoño M. A maternal screening program for congenital toxoplasmosis in Quindio-Colombia and application of mathematical models to estimate incidences using age-stratified data. *Am 3 Trop Med Hyg Colômbia* 1997;5:180-186.
12. Rey LC, Ramalho LC. Seroprevalence of toxoplasmosis in Fortaleza, Ceará, Brazil. *Rev Inst Med trop S Paulo* 1999;41:171-174.
13. Bahia-Oliveira LM, Jones Jl, Azevedo-Silva J, Alves CC, Orefice F, Addiss DG. Highly endemic, waterborne toxoplasmosis in north Rio de Janeiro state, Brazil. *Emerg Infect Dis* 2003;9(1):55-62.
14. Canon-Franco WA, Bergamaschi DP, Labruna MB, Camargo LM, Silva JC, Pinter A, Gennari SM. Occurrence of anti-Toxoplasma gondii antibodies in dogs in the urban area of Monte Negro, Rondonia, Brazil. *Vet Res Commun* 2004;28(2):113-8.
15. Coelho RA, Kobayashi M, Carvalho LB Jr. Prevalence of IgG antibodies specific to Toxoplasma gondii among blood donors in Recife, Northeast Brazil. *Rev Inst Med Trop Sao Paulo* 2003;45(4):229-31.

16. Neto EC, Anele E, Rubim R, Brites A, Schulte J, Becker D, Tuuminen: High prevalence of congenital toxoplasmosis in Brazil estimated in a 3-year prospective neonatal screening study. *International Journal of Epidemiology* 2000;29:941-947.
17. Frenkel JK. Toxoplasmose. In: Veronesi R, Focaccia R (eds). *Veronesi: tratado de infectologia*. São Paulo: Editora Atheneu, 1996. p. 1290-1305.
18. Camargo MCV. *Epidemiologia da infecção por Toxoplasma gondii no município de Ribeirão das Neves, MG*. Belo Horizonte: Instituto de Ciências Biológicas da UFMG, 137 p. Dissertação (Mestrado), 1987.
19. Andrade GMK, Carvalho AL, Carvalho IR, Nogueira MGS, Oréfice F. Toxoplasmose Congênita – orientação prática sobre prevenção e tratamento. *Rev Med Minas Gerais* 2004;14 (1 Supl. 3):S85-S91.
20. Wilson CB, Remington JS, Stagno S, Reynolds DW. Development of adverse sequelae in children born with subclinical congenital Toxoplasma infection. *Pediatrics* 1980;66:767-74.
21. Remington JS, Mcleod R, Thulliez P, Desmonts G: Toxoplasmosis. In: Remington JS, Klein JO, eds. *Infectious diseases of the fetus and newborn infant*. 5th ed. Philadelphia: W. B. Saunders, 2001. p. 205-346.
22. Freij BJ, Sever JL. Toxoplasmosis. *Pediat Rev* 1991;12:227-236.
23. Wallon M, Liou C, Garner P, Peyron F. Congenital toxoplasmosis: systematic review of evidence of efficacy of treatment in pregnancy. *Br Med J* 1999;318:1511-14.
24. Peyron F, Wallon M, Liou C, Garber P. *Treatments for toxoplasmosis in pregnancy*. The Cochrane Database of Systematic Reviews. Oxford: The Cochrane Library, 2000.
25. Urueña CAO, García DFF. Guía de práctica clínica para diagnóstico y manejo de la toxoplasmosis gestacional. *Revista Colombiana de Obstetricia y Ginecologia* 2003;54(3):164-170.
26. Foulon W. Congenital toxoplasmosis: Is screening desirable? *Scand J Infect Dis Suppl* 1992;84:11-17.
27. Lappalainen M, Koskiniemi M, Hiilesmaa V, *et al*. Outcome of children after maternal primary Toxoplasma infection during pregnancy with emphasis on avidity of specific IgG. *Pediatr Infect Dis J* 1995;14(5):354-61.
28. Petersen E, Pollak A, Reiter-Owona I. Recent trends in research on congenital toxoplasmosis. *Intern J Parasitol* 2001;31:115-44,.
29. Gilbert RE.: Toxoplasmosis. In: Newell ML, Mcauley J (eds). *Congenital and perinatal infections*. Cambridge: Cambridge University Press, 2000. p. 305-20.
30. Stepick-Biek P, Thulliez P, Araujo Fg, Remington Js. IgA antibodies for diagnosis of acute congenital and acquired toxoplasmosis. *J Infect Dis* 1990;162(1):270-3.
31. Foulon W, Villena I, Stray-Pedersen B, *et al*. Treatment of toxoplasmosis during pregnancy: A multicenter study of impact on fetal

transmission and children's sequelae at age 1 year. *Am J Obstet Gynecol* 1999;180(2):410-15.

32. Castro FC, Castro MJBV, Cabral ACV, *et al*. Comparação dos métodos para diagnóstico da toxoplasmose congênita. *RBGO* 2001;23(5):277-82.
33. Mcauley J, *et al*. Early and longitudinal evaluations of treated infants and children and untreated historical patients with congenital toxoplasmosis: The Chicago collaborative trial. *Clin Inf Dis* 1994;18:38-72.
34. Lebech M, Joynson DH, Seitz HM, Thulliez P, Gilbert RE, Dutton GN, *et al*. Classification system and case definitions of Toxoplasma gondii infection in immunocompetent pregnant women and their congenitally infected offspring. *Eur J Clin Microbiol Infect Dis* 1996;15:799-805.
35. Petersen E, Schmidt DR. Sulfadiazine and pyrimethamine in the postnatal treatment of congenital toxoplasmosis: what are the options? *Expert Rev Anti-infect Ther* 2003;1(1):175-182.
36. Villena I, Aubert D, Leroux B, *et al*. Pyrimethamine-sulfadoxine treatment of congenital toxoplasmosis: follow-up of 78 cases between 1980 and 1997. Reims Toxoplasmosis Group. *Scand J Infect Dis* 1998;30:295-300.
37. Stray-Pedersen B. Treatment of toxoplasmosis in the pregnant mother and newborn child. *Scand J Infect Dis Suppl* 1992;84:23-31.
38. Mcauley J, Boyer KM, Patel D, *et al.* Early and longitudinal evaluations of treated infants and children and untreated historical patients with congenital toxoplasmosis. The Chicago collaborative treatment trial. *Clin Infect Dis* 1994;18:38-72.
39. Fortier B, Coignard Chatain C, DAO A, *et al.* Study of developing clinical outbreak and serological rebounds in children with congenital toxoplasmosis and follow-up during the first 2 years of life. *Arch Pediatr* 1997;4:940-946.

7

RECÉM-NASCIDO DE MÃE COM RUBÉOLA CONGÊNITA

Ana Lúcia Alves dos Santos

INTRODUÇÃO

A rubéola é uma doença infectocontagiosa causada por um *Rubivirus* (vírus RNA) da família *Togaviridae*. A doença ocorre preferencialmente no final do inverno e no início da primavera, sendo assintomática em 25-50% dos casos.

A síndrome da rubéola congênita decorre da infecção fetal através da passagem transplacentária do vírus durante a viremia materna.

A transmissão materno-fetal é altamente provável quando a infecção ocorre no primeiro trimestre da gravidez. A incidência dos defeitos congênitos pode chegar a 90% quando a infecção ocorre até a 8ª semana, 50% da 9ª a 12ª semana, e até 16% da 13ª a 20ª semana de gestação.

A infecção pode causar reabsorção do embrião, morte fetal, aborto espontâneo, natimortalidade, anomalias congênitas ou nascimento de crianças aparentemente normais que irão manifestar a doença posteriormente. Ela transforma o feto em doente crônico e reservatório do vírus, uma vez que o bebê passa a eliminar o vírus pela nasofaringe e urina por até um ano.

Casos de reinfecção, em geral assintomáticos, estão menos associados a comprometimento fetal devido à viremia menos significativa. A taxa de infecção placentária parece ser superior à infecção fetal.

MANIFESTAÇÕES CLÍNICAS

A síndrome da rubéola congênita é uma doença crônica que pode causar morte fetal ou do recém-nascido, anomalias oftalmológicas (catarata, retinopatia e glaucoma congênito), anomalias cardíacas (persistência de canal arterial, estenose de artéria pulmonar), anomalias auditivas (surdez sensório-neural), anomalias neurológicas (desordens de comportamento, meningoencefalite, retardo mental), doença óssea (radiotransparência), hepatoesplenomegalia, trombocitopenia e lesões purpúricas *(blueberry muffin)*. As formas leves da doença podem não apresentar manifestações clínicas ao nascimento.

As manifestações clínicas dividem-se em três categorias:

- *Transitórias:* no recém-nascido e lactente.
  Resultam de infecção ativa associada à presença de complexos imunes circulantes.
  - Hepatoesplenomegalia, hepatite, icterícia, trombocitopenia com petéquias e púrpura, anemia hemolítica, exantema crônico, adenopatia, meningoencefalite, fontanela anterior ampla, pneumonia intersticial, miosite, diarréia e córnea opacificada.
- *Permanente:* podem estar presentes ao nascimento ou tornarem-se aparentes nos primeiros anos de vida.
  Resultam de defeitos na organogênese e da destruição tecidual e cicatrização subseqüente.
  - Cardiopatias, alterações do SNC, catarata, glaucoma, surdez periférica ou central.
- *Tardias:* aparecem e progridem durante a infância, adolescência e adulto jovem.
  Resultam de infecção persistente, reativação viral, insuficiência vascular e agressão imunológica.
  - Surdez pode progredir com o tempo ou aparecer após anos de audição normal.
  - *Diabetes mellitus*.
  - Distúrbios psicomotores, autismo, puberdade precoce, hipotireoidismo, tiroidite, hipertiroidismo, deficiência de GH, doença de Addison, glaucoma, neovascularização sub-retiniana, cera-

tite, hidropsia da córnea, absorção do cristalino, panencefalite progressiva, dificuldade de aprendizagem – geralmente só detectadas a partir de dois anos de vida.

Definição de caso de síndrome de rubéola congênita segundo o CDC *(Center for Diseases Control)*

Sinais e sintomas clínicos:

- Catarata/glaucoma congênitos, doença cardíaca congênita (PCA, estenose pulmonar periférica), comprometimento auditivo, retinopatia pigmentar.
- Púrpura, hepatoesplenomegalia, icterícia, microcefalia, retardo do desenvolvimento, meningoencefalite, doença óssea radiotransparente.

Em geral, mais de um destes sinais e sintomas está presente. A manifestação clínica isolada mais freqüente é o comprometimento auditivo.

A classificação de caso de SRC baseia-se em achados clínicos e critérios laboratoriais. Os casos são classificados:

- *Suspeito:* com achados clínicos consistentes, mas que não atingem os critérios para caso provável.
- *Provável:* não tem confirmação laboratorial, e dois sinais ou sintomas do grupo **a,** ou um do grupo **a** e um do **b,** e não há evidência de qualquer outra etiologia.
- *Confirmado:* caso consistente clinicamente, com confirmação laboratorial.
- *Infecção somente:* evidência laboratorial de infecção, sem sinal ou sintoma clínico.

DIAGNÓSTICO LABORATORIAL

Baseia-se na detecção de anti-corpo IgM específico contra rubéola no recém-nascido e/ou níveis de IgG específico contra rubéola mantidos altos ou crescentes por vários meses. A IgG do sangue do cordão traduz a IgG de origem materna, e a IgM, em níveis mais baixos, é totalmente de origem fetal.

Nos três a cinco meses após o parto, a IgG de origem materna tende a diminuir, e a persistência do nível elevado ou aumento traduz IgG produzida pelo RN.

No recém-nascido com SRC, a IgM pode ter níveis indetectáveis antes de um mês de vida. Diante de clínica sugestiva com IgM negativa ao nascimento, deve-se então repetir o exame com um mês de vida. A IgM pode persistir detectável por seis meses a um ano.

A técnica da inibição da hemaglutinação é a mais utilizada para a detecção de anticorpos embora testes mais sensíveis estejam disponíveis, como a aglutinação pelo látex, imunofluorescência, hemaglutinação passiva, hemólise em gel e imunoensaio.

A pesquisa viral pode ser feita em material de *swab* nasal, de garganta, sangue, urina e líquor. Esta pesquisa deve ser feita o mais precocemente possível, pois a eliminação do vírus cai significativamente após o primeiro mês de vida.

Gestante exposta à infecção ⇨ fazer a sorologia de imediato

- IgG presente: **traduz imunidade.**
- IgG ausente: colher nova amostra em duas a três semanas e se negativa, colher nova amostra com seis semanas após exposição:
  - Teste negativo em ambas: **infecção não ocorreu.**
  - Teste positivo na segunda amostra: soroconversão – **infecção recente.**
- IgM positiva cinco a dez dias após *rash*, atingindo pico com 20 dias, desaparecendo em geral com 50 a 70 dias: **traduz infecção recente.**

TRATAMENTO

Estudos não têm mostrado alteração no curso da doença com as drogas antivirais disponíveis.

MEDIDAS DE CONTROLE E PROFILAXIA

Precauções

Crianças ou recém-nascidos com suspeita ou confirmação de rubéola congênita devem ser considerados contagiosos até 1 ano de vida, portanto, devem ser mantidos em precaução de contato quando internados, e a família orientada quanto ao risco de transmissão de infecção a pessoas suscetíveis, em especial mulheres em idade fértil. Somente pessoas imunes (evidência sorológica de imunidade ou vacinação prévia) devem cuidar destes pacientes.

Estas medidas não serão necessárias se as culturas de nasofaringe e urina forem repetidamente negativas (pelo menos duas, com intervalo de um mês), após os três meses de vida.

Nos casos de rubéola pós-natal a transmissão pode ocorrer no período de cinco dias antes a sete dias após o *rash*, e os indivíduos expostos à doença devem também permanecer em precaução de contato do 7º ao 14º dia após a exposição.

Imunoglobulina

O uso rotineiro da imunoglobulina para profilaxia após exposição no início da gravidez não é recomendado. A administração pode ser considerada somente se a interrupção da gravidez não é opção, após a exposição. A dose preconizada é de 0,55 ml/kg IM (nos primeiros três dias) no entanto, a inexistência de sinal clínico na mulher não garante que não houve infecção fetal, assim como crianças com síndrome de rubéola congênita têm nascido de mulheres que receberam imunoglobulina após a exposição.

Vacina

A vacina é elaborada com vírus vivo atenuado, cultivado em células diplóides humanas. É disponível isolada ou conjugada com vacina de sarampo (dupla viral) e conjugada à vacina de sarampo e caxumba (tríplice viral).

A estratégia utilizada para eliminação da síndrome de rubéola congênita envolve a alta cobertura vacinal das crianças (um a 11 anos) e das mulheres em idade fértil, incluindo aqui a vacinação de mulheres no puerpério.

Em novembro de 2001 a Coordenação Nacional de Imunizações realizou a Campanha de Vacinação contra a Rubéola nas mulheres em idade fértil, na faixa etária de 12 a 39 anos em 13 estados, sendo priorizada no Rio de Janeiro a faixa de 15 a 29 anos, por ser esta a faixa de maior incidência de rubéola nos dois anos anteriores.

Uma dose da vacina confere imunidade em mais de 90% dos imunizados a longo prazo. Infecção assintomática após a vacinação tem sido descrita, porém com menor possibilidade de comprometimento fetal, devido a menor viremia.

A vacinação de mulheres em idade fértil exige a informação do risco teórico de infecção do feto e recém-nascido se estiverem grávidas ou engravidarem nos três meses que se seguem à imunização. Este risco é de 1,6% e trabalhos têm mostrado infecção fetal sem defeito congênito, não havendo indicação de interrupção nos casos de vacinação durante a gestação.

Os imunizados liberam vírus pela faringe, sete a 28 dias após a vacinação, sem transmitir o vírus vacinal.

A eliminação do vírus vacinal pelo leite da mulher vacinada no puerpério também não traz prejuízo ao recém-nascido amamentado.

Recomenda-se que a sorologia seja realizada na gestação, a fim de que se conheça o estado imune das pacientes para orientação da vacinação no puerpério, e para referência em caso de possível exposição ao vírus durante a gestação.

As consultas ginecológicas e de puericultura devem ser aproveitadas para orientação das mulheres em idade fértil para vacinação.

GESTANTES INADVERTIDAMENTE VACINADAS PARA RUBÉOLA

Deverá ser colhida sorologia da mãe após 30 dias da vacinação e do recém-nascido, para que se possa classificar adequadamente o RN e desta forma acompanhá-lo adequadamente.

Realizar exame clínico minucioso do RN, avaliando a existência de qualquer malformação.

Avaliação e conduta com relação ao RN de acordo com o estado imunológico da mãe

RN de mãe IgM positiva:

- Investigar, acompanhar até um ano (três, seis, 12 meses) e realizar teste de emissão otoacústica.
- *RN IgM positiva:* colher material (secreção nasofaríngea) para isolamento viral, acompanhar, realizar o teste de emissão otoacústica e classificar o caso.
- *RN IgM negativa:*
  - IgG negativa: descartar infecção congênita.
  - IgG positiva: colher segunda amostra três meses após:
    - ✓ Se persiste elevada: colher secreção para pesquisa de vírus e seguir conduta igual ao RN com IgM positiva.
    - ✓ Se queda acentuada da IgG – descartar infecção congênita.

RN de mãe IgM negativa e IgG positiva cuja coleta ocorreu após 30 dias de vacinação ou de RN de mães sem coleta de sorologia após vacinação

- *RN com IgM positiva:* colher material para pesquisa de vírus, investigar, acompanhar, realizar teste de emissão otoacústica e classificar o caso.
- *RN com IgM negativa:*
  - IgG negativa: descartar infecção congênita.
  - IgG positiva: avaliar malformações ou prematuridade:
    - ✓ Ausente: descartar infecção congênita.
    - ✓ Presente: colher duas amostras três meses após a primeira coleta.

Se persiste elevado, colher secreção nasofaríngea do RN e seguir conduta dos RN com IgM positiva.
Se queda acentuada do IgG – descartar infecção congênita.

⇨ Todos os RN filhos de mães com IgM positiva, RN com IgM positiva e RN com malformação congênita relacionada com síndrome de rubéola congênita deverão ser encaminhados para avaliação cardiológica, neurológica, oftalmológica e otorrinolaringológica.

⇨ Ao final da avaliação clínica e laboratorial, o caso será classificado como:

- Sem infecção.
- Infecção congênita associada a vírus selvagem.
- Infecção congênita associada a vírus vacinal.
- Síndrome de rubéola congênita associada a vírus selvagem.
- Síndrome de rubéola congênita associada a vírus vacinal.

Conduta nos casos de abortamento, natimorto e óbito infantil

Encaminhar para exame anatomopatológico.

BIBLIOGRAFIA

American Academy of Pediatrics: Rubella. In: Pickering LK. 2000 Red Book: Report of the Committee on Infectious Diseases, 25th ed. Elk Grove Village, IL: American Academy of Pediatrics, 2000.

CDC. Control and Prevention of Rubella: Avaluation and management of suspected outbreaks, rubella in pregnant women, and surveillance for congenital Rubella syndrome. *MMWR Recomm Rep* 2001;50(RR-12):1-23.

Cooper LZ, Preblud SR, Alford CA. Rubella. In: Remington JS, Klein JO. *Infectious diseases of the fetus and newborn infants.* 5th ed. Philadelphia: WB Saunders Company, 2000. p. 268-311.

Secretaria de Estado de Saúde. *Protocolo de Atendimento e Acompanhamento de Recém-Nascidos de Mães Vacinadas Inadvertidamente contra Rubéola.* Rio de Janeiro, 2002.

Sociedade Brasileira de Imunizações – Informativo SBIm RJ – nº 01/2002.

SOPERJ – Comitê de Infectologia. *Síndrome da Rubéola Congênita.* Manual de Infectologia Pediátrica, 2002. p. 25-29.

8

RECÉM-NASCIDO DE MÃE COM PROBLEMAS EMOCIONAIS

Carmen Lúcia Leal Ferreira Elias

INTRODUÇÃO

Há séculos o mito da maternidade foi sendo modelado segundo o conceito de que toda mãe tem que ser perfeita. O dever da devoção aos filhos, assim como o papel da dedicação materna, fazem parte do quesito perfeição. A maternidade mudou. Novas conjunturas sociais, econômicas e de modo de vida foram sendo absorvidas no cotidiano da vida e da maternidade. A maternidade como instituição fincou raízes no passado ao mesmo tempo em que está sendo pressionada por aqueles que têm a pretensão de dizer às mães "o que fazer" em um futuro no qual já se está vivendo. A tensão entre duas correntes constrói mães em estado de estresse e frustração (Forna, 1999).

Oliveira e Minayo (2002) afirmam que melhores condições de sobrevivência para o bebê são balizadas na afetividade e no contato físico dentro de seu ambiente psicossomático, com um bom funcionamento corporal e uma psique saudável.

Para que a mãe possa desempenhar com presteza, alegria e prazer as funções maternas, é preciso assegurar um ambiente em que ela se sinta pessoalmente bem (Winnicott, 1978).

Cabe ao neonatologista e à equipe interdisciplinar proporcionarem os melhores momentos para o bebê, prevenindo a dor e minimizando o estresse provocado pelo ambiente. Sabemos que o cuidado com o ambiente físico é primordial para a oferta de cuidados ao bebê pela equipe e por sua família (AAP, 1977).

Nos primeiros dias após o parto, a mãe pode estar mais fragilizada, com emoções agradáveis ou não. A mãe de modo geral pode passar por momentos difíceis causados por distúrbios emocionais, os quais, por muitas vezes, podem-se transformar a maternidade em uma tarefa difícil de ser executada. Daí a importância de a equipe de saúde saber reconhecer possíveis alterações comportamentais que podem comprometer o relacionamento mãe-bebê.

O *blues post-partum* ou *blues syndrome* ou *maternity blues* ou *baby blues* ou simplesmente disforia do pós-parto

CLASSIFICAÇÃO

Conhecemos cientificamente duas formas de depressão no pós-parto, uma mais leve e mais comum, chamada pelos americanos de *blues post-partum*, ainda sem tradução para o português, e a outra chamada de depressão pós-parto. Há, segundo Monac (1998), que se considerar uma terceira classificação, que é a da psicose no pós-parto.

DIAGNÓSTICO E PREVALÊNCIA

O *blues* é uma situação benigna que tem o seu início nos primeiros dias após o parto. De acordo com Cutrona (1982), o pico de incidência é entre o terceiro e sexto dia pós-parto. Raramente dura mais de uma semana. Se durar mais de um mês, deve-se avaliar o risco de cronificação. É de intensidade leve, não requerendo em geral uso de medicações, pois é autolimitada e cede espontaneamente. Segundo Brasil (2004),) cerca da metade das mulheres (50-70%) são acometidas pelo *blues* no pós-parto.

Com relação à maternidade, na primípara existe a impressão de que jamais poderá assumir o seu papel de mãe, ou que nunca poderá ser uma boa mãe. E na multípara pode pensar que com mais um bebê ela não vai conseguir cuidar deste ou de todos. Nos bebês prematuros, o *blues post-partum* manifesta-se um a dois dias após a união mãe-bebê. Ou seja, quando o bebê sai da unidade neonatal e junta-se à mãe (Thoppil; Riutcel; Nalesnik, 2005).

HIPÓTESE ETIOLÓGICA

- Fatores hormonais.
- Fatores psicossociais.
- Estresse na gestação.
- Ausência de suporte social e familiar.
- Dificuldades econômicas.
- Gestação não-planejada.
- História de perdas.

SINAIS E SINTOMAS

Caracteriza-se basicamente pelo humor depressivo, fadiga, insônia, ansiedade e com a presença de choro e tristeza intermitentes. Sintomas que não impedem a realização das tarefas de mãe.

TRATAMENTO

Apoio da equipe de saúde e da família é de fundamental importância. Devido ao seu caráter benigno, justificamos o fato da existência de poucos estudos no campo científico.

DEPRESSÃO PÓS-PARTO

Conceito

A depressão pós-parto esta relacionada com alterações biopsicossociais ocorridas no período pós-gravídico, podendo caracterizar-se por uma diminuição do nível geral de energia da mãe e, entre os fatores predisponentes, observam-se que eles podem surgir antes, durante e/ou após a gravidez.

A depressão pós-parto é uma depressão propriamente dita; recebe essa classificação sempre que iniciada nos primeiros seis meses após parto. Sua manifestação clínica é igual à das depressões, ou seja, é prolongada e incapacitante, requerendo o uso de antidepressivos.

Depressão é uma palavra freqüentemente usada para descrever nossos sentimentos. Todos se sentem "para baixo" de vez em quando, ou de alto astral às vezes e tais sentimentos são normais. A depressão, enquanto evento psiquiátrico, é algo bastante diferente: é uma doença como outra qualquer que exige tratamento. Muitas pessoas pensam estar ajudando um amigo deprimido ao incentivarem ou mesmo cobrarem tentativas de reação, distração, de se divertir para superar os sentimentos negativos. Os amigos que agem dessa forma fazem mais mal do que bem, são incompreensivos e talvez até egoístas. O amigo que realmente quer ajudar, procura ouvir quem se sente deprimido e no máximo aconselhar ou procurar um profissional quando percebe que o amigo deprimido não está só triste.

Hipótese etiológica

A causa etiológica da depressão permanece desconhecida. A explicação mais provavelmente correta é o desequilíbrio bioquímico dos neurônios responsáveis pelo controle do estado de humor. Esta afirmação baseia-se na comprovada eficácia dos antidepressivos. O fato de ser um desequilíbrio bioquímico não exclui tratamentos não-farmacológicos. O uso continuado da palavra pode levar a pessoa a obter uma compensação bioquímica. Apesar de isto nunca ter sido provado, o contrário também nunca foi.

Eventos desencadeantes são muito estudados e de fato encontra-se relação entre certos acontecimentos estressantes na vida das pessoas e o início de um episódio depressivo. Contudo, tais eventos não podem ser responsabilizados pela manutenção da depressão. Os eventos estressantes provavelmente disparam a depressão nas pessoas predispostas, vulneráveis. Exemplos de eventos estressantes são perda de pessoa querida, perda de emprego, mudança de habitação contra vontade, doença grave; nascimento de um bebê e pequenas contrariedades não são considerados eventos fortes o suficiente para desencadear depressão. O que torna as pessoas vulneráveis ainda é objeto de estudos. A influência genética, como em toda medicina, é muito estudada. Trabalhos recentes mostram que, mais do que a influência genética, o ambiente durante a infância pode predispor mais as pessoas. O fator genético é fundamental, uma vez que os gêmeos idênticos ficam mais deprimidos que os gêmeos não-idênticos (Storesum, 2001).

Diagnóstico e prevalência

Apresentar os critérios diagnósticos para depressão maior (DSM IV CID 10).

Cerca de 10-16% das mães desenvolvem a doença no pós-parto. Sendo que destas, 26% são mães adolescentes.

Costuma ocorrer em torno da 6ª semana após o parto, tem duração e intensidade variáveis, geralmente necessita tratamento por profissional da saúde mental, e quando de manifestação intensa necessita internação.

Sinais e sintomas

Há uma sensação de incapacidade em cuidar de seu bebê, sentimentos de culpa, transtorno do sono, mudanças de humor, desesperança, fadiga, falta de apetite, insônia, dependência e tristeza.

A grande maioria das mães apresenta dificuldade para se concentrar; crises de choro, preocupação excessiva com o bebe; culpa e sentimentos de inadequação como mãe; falta de interesse pelo bebê; pensamentos obsessivos e medo de fazer mal ao filho; assim como diminuição da libido.

Tratamento

O principal problema desta depressão está no uso das medicações. Enquanto os psiquiatras julgam que os antidepressivos tricíclicos apesar de passarem para o leite materno não causam maiores problemas para a criança, os pediatras recomendam a suspensão da amamentação caso seja introduzida alguma medicação antidepressiva. Não há relatos de problemas causados nas crianças em aleitamento materno cujas mães tomavam antidepressivos tricíclicos.

O tratamento-padrão é a associação de antidepressivos com a psicoterapia.

PSICOSE PÓS-PARTO OU PUERPERAL

Diagnóstico e prevalência

A psicose puerperal é rara, incidindo apenas em 5% das mães. Ou seja aparece em 1 a 2 mulheres em cada 1.000 nascimentos. Seu início é agudo, com manifestações em 24 a 72 horas após o parto, sendo a maioria dos casos com aparição nas duas semanas imediatas ao nascimento. Pode existir relato anterior ao parto de quadros psíquicos importantes.

O bebê deve merecer uma atenção especial, porém não deve ser separado de sua mãe. A proximidade deve ser mantida com suporte familiar, ação interdisciplinar por todo o período. São medidas facilitadoras para a manutenção do vínculo materno com o bebê (Morsch, Braga, 2003).

Sintomas

Os sintomas mais freqüentes são distúrbio do sono; humor depressivo ou eufórico; comportamento desorganizado, alucinações e delírios; e raramente ocorre ideação suicida e infanticida (Cheniaux Junior, 1990).

Tratamento

É recomendado o uso de antipsicóticos, antidepressivos, entre outros, manter mãe e bebê juntos, estimular a amamentação, orientação e suporte à família, e observar a relação mãe/filho.

O PAPEL DA EQUIPE MULTIPROFISSIONAL

- Atender às necessidades do RN.
- Estimular a formação do vínculo afetivo.
- Estimular e apoiar a amamentação.
- Atender às necessidades da mãe.
- Trabalhar sentimentos negativos (contratransferência).
- Desenvolver sentimentos positivos (empatia).
- Importância de realizar um trabalho integrado com os profissionais da saúde mental.

Quadro modificada do Canadian Mental Health Association (1995) Adaptada por MORSCH, D. – Brasil, 2004			
	Blues pós-parto	***Depressão pós-parto***	***Psicose puerperal***
Freqüência	50-70% dos nascimentos	10-15% dos nascimentos	1-5/1.000 nascimentos
Sintomas	Humor depressivo Fadiga Insônia Ansiedade Dificuldade de concentração	Sensação de incapacidade para cuidar do seu bebê Sentimentos de culpa Transtornos do sono Mudança de humor Dependência Tristeza Ausência de sintomas psicóticos	Transtornos do sono Depressão Irritabilidade Fadiga Mudança de humor Presença de sintomas psicóticos positivos (delírios, alucinações...)
Circunstâncias do aparecimento e duração habitual	O pico dos sintomas situa-se entre o terceiro e o sexto dia após o nascimento A necessidade de internação hospitalar é excepcional Raramente dura mais de uma semana Se durar mais de um mês, deve ser avaliado o risco de cronificação	A maioria dos casos manifesta-se nos dois primeiros meses depois do parto Pode necessitar de internação Duração variável Melhor prognóstico que as depressões fora desse período	A primeira metade dos casos aparece na primeira semana e três quartas partes no primeiro mês depois do parto Pode necessitar de internação Duração variável Pode ser o início de uma depressão psicótica, mania, esquizofrenia ou síndrome cerebral orgânica
Tratamento	Apoio familiar e da equipe interdisciplinar	Tratamento por profissional da saúde mental	Tratamento por profissional da saúde mental

REFERÊNCIAS BIBLIOGRÁFICAS

1. Forna A. *Mãe de todos os mitos: como a sociedade modela e reprime as mães*. Rio de Janeiro: Ediouro, 1999. p. 9-34.
2. Oliveira H, Minayo MC. Complexidade e mortalidade Infantil. In: Minayo MC, Deslandes S (Orgs.). *Caminhos do pensamento: epistemologia e método*. Rio de Janeiro: Ed. Fiocruz, 2002. p. 31–47.
3. Winnicott DW. *Da pediatria à psicanálise*. Rio de Janeiro: Ed Francisco Alves, 1978.
4. American Academy of Pediatrics (AAP). Committee on Environment Health. Noise: a hazard for fetus and newborn. *Pediatrics* 1977;100:724-727.
5. Cutrona CE. Nonpsychotic postpartum depression: A review of recent research. *Clinical Psychology Review* 1982;2(4):487-503.
6. BRAZIL. *Humanized care assistance to the low birth weight newborn baby: kangaroo mother method*. Brasília: Ministério da Saúde, 2004. p. 25-34.
7. Thoppil J, Riutcel TL, Nalesnik SW. Early intervention for perinatal depression. United States, Am J Obstet Gynecol 2005 May;192(5):1446-8.
8. Storesum JG. Relapse and Recurrence Prevention in Major Depression. *Psychiatry* 2001;16:327-335.
9. Morsch D, Braga N. A depressão na gestação e na UTI Neonatal. In: Moreira ME, Braga N, Morsch D (Orgs.). *Quando a vida começa diferente: o bebê e sua família na UTI neonatal.* Rio de Janeiro: Ed. Fiocruz, 2003. p. 69-80.
10. Cheniaux Junior E. Psicoses no puerpério: uma revisão. *Jornal Brasileiro de Psiquiatria* 1990 maio/jun;3(39):119-124.

9

RECÉM-NASCIDO DE MÃE COM PROBLEMAS DA TIREÓIDE

José Roberto de Moraes Ramos
Paulo Solberg

A descoberta de técnicas mais apuradas para detecção dos níveis séricos da tireotropina (TSH) e dos hormônios tireoidianos nas últimas três décadas, assim como a introdução do programa de triagem neonatal para o hipotireoidismo congênito, contribuíram para um melhor entendimento da fisiopatologia das doenças da tireóide durante a gestação e seu impacto no recém-nascido.

Entre as doenças endócrinas que afetam a mulher em idade reprodutiva, as disfunções da tireóide ocupam o segundo lugar. O hipertireoidismo e o hipotireoidismo podem-se manifestar pela primeira vez durante o período gestacional, além disso, algumas situações obstétricas, como a doença trofoblástica gestacional ou a hiperemese gravídica, podem elevar os níveis de gonadotrofina, afetar a função glandular tireoidiana e aumentar o risco de hipertireoidismo.

FUNÇÃO TIREOIDIANA FETAL

A tireóide fetal começa a concentrar iodo com 10 a 12 semanas de idade gestacional e, com cerca de 20 semanas, esse processo passa a ser controlado pela TSH pituitária.

Os níveis séricos fetais de TSH, T4 livre e T3 livre aumentam com o decorrer da gestação, alcançando níveis semelhantes aos adultos com cerca de 36s de IG. A TSH não atravessa a barreira placentária, e apenas pequena quantidade de T4 e T3 assim o fazem. Esta pequena quantidade de hormônio tireoidiano materno que atravessa a placenta protege parcialmente o feto, nos casos de hipotireoidismo congênito, das seqüelas da doença logo ao nascer, mantendo o nível de hormônio tireoidiano no sangue do cordão em cerca de 25-50% do normal.

FUNÇÃO DA TIREÓIDE NO RECÉM-NASCIDO

TERMO

A função da tireóide é alterada logo após o nascimento em razão das mudanças ocasionadas pelo ambiente extra-uterino.

Alterações transitórias

- Aumento da TSH neonatal estimulado provavelmente pelo resfriamento do RN (pico 30 min pós-parto).
- Aumento da produção de T4 e T3 (aumento progressivo em 24 à 36 horas pós-natal).
- Estimulo da termogênese pela gordura marrom.

Alterações permanentes

- Aumento do nível sérico de T3 (36 a 48 horas pós-parto).
- Aumento da conversão de T4 para T3.
- Término da degradação de hormônio tireoidiano feito pela placenta logo após a ligadura do cordão umbilical.
- Diminuição da concentração de TSH (2 a 3 dias pós-parto).
- Diminuição da produção de TRH extra-hipotalâmico.

PREMATURO

O prematuro sofre as mesmas modificações ocorridas nos bebês a termo decorrente da adaptação ao meio ambiente extra-uterino, porém, estas ocorrem em um eixo hipotálamo-hipofisário imaturo.

Com relação aos termos, os prematuros possuem:

- Concentração total de T4 ↓.
- Concentração de T3 ↓.
- TRH e T4 livre ↓.
- Imaturidade no mecanismo termogênico.
- A grande maioria dos prematuros é hipotiroxinêmico (Hipotiroxinemia da prematuridade).

Hipotireoidismo materno

Situação 1

Mãe com hipotireoidismo sem produção de anticorpos bloqueadores e que toma hormônio regularmente

↓

Não afeta o recém-nascido.

Situação 2: Hipotireoidismo transitório fetal

Mãe com doença auto-imune com produção de anticorpos bloqueadores

↓

Anticorpo liga-se ao receptor de TSH, bloqueando-o

↓

Durante 1 a 3 meses (tempo de duração do AC materno) → hipotireoidismo transitório.

Situação 3: Pior prognóstico

Mãe com hipotireoidismo e não faz reposição adequada com hormônio tiroidiano

↓

Se o recém-nascido também possuir hipotireoidismo → **pior prognóstico** que existe da doença, pois a proteção feita pela passagem transplacentária de hormônio materno não irá ocorrer.

Hipertireoidismo materno

Tireotoxicose neonatal

- *Incidência:*
  - 1 ou 2 por 1.000 gestações.
  - 1 por 70 gestações de mães com doença de Graves.

- *Patogenia:*
  - Passagem transplacentária de imunoglobulinas estimuladoras:
    - ✓ A mãe não necessariamente apresenta um quadro clínico de hipertireoidismo.
    - ✓ Ocorre normalmente quando os anticorpos maternos estão 3-5 vezes acima dos valores normais.
    - ✓ Quadro clínico: Dura de 3 a 12 semanas (meia-vida dos anticorpos de 12 dias).

- *Achados clínicos:*

Mais freqüentes	***Menos freqüentes***
Irritabilidade	Exoftalmia
Taquicardia	Trombocitopenia
Hipertensão	Hepatoesplenomegalia
Pouco ganho de peso	Icterícia
	Falência cardíaca e morte

Situação 1:

Mãe com doença de Graves: anticorpo estimulador da tireóide → atravessa a placenta

↓

Tratamento com propiltiouracil → também atravessa a placenta em doses elevadas

↓

Recém-nascido pode fazer quadro de hipotireoidismo nos primeiros 2 a 3 dias (efeito da medicação)

↓

Posteriormente pode evoluir com quadro de hipertireoidismo durante 2 a 3 meses (devido aos anticorpos maternos que ultrapassaram a barreira placentária).

Situação 2

Mãe com doença de Graves: anticorpo estimulador da tireóide → atravessa a placenta

↓

Mãe não faz uso de medicação específica para a sua doença

↓

Criança já nasce com hipertireoidismo, necessitando de tratamento logo após o nascimento e encaminhamento ao especialista (endocrinologia pediátrica).

BIBLIOGRAFIA

Glinoer D. Thyroid Dysfunction in the Pregnant Patient. Disponível no site: www.thyroidmanager.org

Haddow JE, *et al.* Maternal Thyroid Deficiency during pregnancy and subsequent neuropsychological development of the child. *N Engl J Med* 1999;341:549-555.

Kooistra L, *et al.* Neonatal effects of maternal hypothyroxinemia during early pregnancy. *Pediatrics* 2006 Jan;117(1):161-7.

LeBeau SO, Mandel SJ. Thyroid disorders during pregnancy. *Endocrinol Metab Clin North Am* 2006 Mar;35(1):117-36.

10

RECÉM-NASCIDO DE MÃE RH NEGATIVO

Laura de Fatima Afonso Dias

INCOMPATIBILIDADE RH

É a causa da anemia hemolítica hereditária imune no período neonatal. As maiores manifestações de hemólise são decorrentes do aumento da destruição de eritrócitos (hiperbilirrubinemia) e do aumento da eritropoiese (reticulocitose).

O papel dos anticorpos Rh na doença hemolítica isoimune foi primeiramente elucidado em 1941 por Levine e Katzin. Os antígenos sanguíneos Rh são proteínas associadas à membrana. A mais importante das proteínas de membrana Rh é o antígeno D (ag D). Recém-nascidos Rh+ são aqueles que possuem este antígeno (ag D).

Fisiopatologia da hemólise

Mãe Rh–/ RN Rh+/ passagem de hemácias fetais para circulação materna/sensibilização materna para antígeno D/produção de anticorpos materno anti-D/passagem de anticorpos anti-D materno para circulação fetal/destruição das hemácias fetais Rh+. A doença hemolítica Rh é rara (1%) durante a primeira gestação. A gravidade do acometimento fetal aumenta nas gestações subseqüentes. Uma vez sensibilizada, a reexposição para hemácias Rh D em gestações posteriores leva ao aumento no título de anticorpos anti-Rh D.

Diagnóstico laboratorial

O diagnóstico laboratorial materno compreende a ausência do antígeno D eritrocitário e a presença de anticorpos séricos anti-D, detectados no teste de Coombs indireto.

A presença de hemácias do recém-nascido recobertas com anticorpos maternos é detectada pelo teste de Coombs direto.

Prevenção da sensibilização materna

O fator responsável pela redução na taxa de morte é a prevenção da sensibilização materna. Recomenda-se administrar globulina imune Rh para toda gestante Rh– não-sensibilizada na 28ª semana de gestação, com uma segunda dose no parto se o RN é Rh+. Globulina imune Rh também deve ser administrada para mulheres Rh– não-sensibilizadas, depois de quaisquer eventos associados a risco aumentado de hemorragia fetomaterna (abortamento, amniocentese e biópsia).

Gravidade da doença hemolítica

Doença hemolítica leve: é a forma mais comum de doença hemolítica, afeta recém-nascidos com teste de Coombs direto positivo, com pequena hemólise, anemia discreta (hemoglobina de sangue de cordão maior que 14 g/dl) e hiperbilirrubinemia mínima (bilirrubina de sangue de cordão menor que 4 mg/dl). A fototerapia precoce é normalmente o único tratamento necessário. O *follow-up* consiste em monitorar anemia (acentuada no final do primeiro mês de vida), seguido de cuidadoso acompanhamento clínico.

Doença hemolítica moderada: hemólise com moderada anemia (hemoglobina de sangue de cordão menor que 14 g/dl) e bilirrubina do sangue do cordão maior que 4 mg/dl. O sangue periférico pode revelar numerosas hemácias nucleadas, diminuição do número de plaquetas e, ocasionalmente, reação leucemóide, com grande número de granulócitos imaturos. Normalmente há importante hepatomegalia e esplenomegalia.

O risco de desenvolver encefalopatia bilirrubínica é elevado. Exsanguinotransfusão com hemácias tipo O, Rh– geralmente é necessária, associada à fototerapia de alta intensidade. Administração de gamaglobulina intravenosa (0,5–1 g/kg em pelo menos duas horas) é recomendada se a bilirrubina está aumentando apesar da fototerapia de alta intensidade ou se o nível de bilirrubina está 2 a 3 mg/dl do nível de exsanguiniotransfusão. Se necessário, esta dose pode ser repetida em 12 horas. O *follow-up* consiste em monitorizar anemia. Hematócrito e contagem de reticulócitos devem ser realizados por pelo menos dois meses, seguidos de cuidadoso acompanhamento clínico.

Doença hemolítica aguda: forma muito grave da doença; 25% dos bebês nascem mortos ou hidrópicos.

Icterícia ocorre na maioria dos recém-nascidos. Geralmente as icterícias são benignas, mas, por causa da potencial toxicidade da bilirrubina, os recém-nascidos devem ser monitorizados para identificar aqueles que podem desenvolver grave hiperbilirrubinemia e, em raros casos, ***encefalopatia bilirrubínica e kernicteros.***

Recomendações para clínicos

1. Incentivar e apoiar a amamentação bem-sucedida.
2. Avaliar sistematicamente, antes da alta hospitalar, bebês com risco de hiperbilirrubinemia aguda.
3. Prover precoce e focado *follow-up* baseado na avaliação de risco.
4. Quando indicado, tratar recém-nascidos com fototerapia ou exsanguinotransfusão para prevenir o desenvolvimento de hiperbilirrubinemia aguda e possível encefalopatia bilirrubínica.

BIBLIOGRAFIA

Subcommittee on Hyperbilirubinemia. Clinical Practice Guideline: management of hyperbilirubinemia in the newborn infant 35 or more weeks of gestation. *Pediatrics* 2004;114:297-316.

Taeusch and Ballard. *Avery's Diseases of the Newborn.* 7 th. Ed. Philadelphia: WB Saunders Company; 1998.

Technical Report. An evidence-based review of important issue concerning neonatal hyperbilirubinemia. *Pediatrics* 2004;114:130-e153.

11

RECÉM-NASCIDO DE MÃE DIABÉTICA

Arnaldo Costa Bueno

FISIOPATOLOGIA

O mecanismo fisiopatológico que explica as alterações encontradas nestes recém-nascidos é basicamente o hiperinsulinismo fetal e conseqüentemente neonatal, que ocorre por estimulação das células beta-pancreáticas, decorrente da hiperglicemia materna, já que a insulina materna não atravessa a placenta. Além disto, observa-se a passagem de diversos componentes metabólicos, responsáveis por hipertrofia, hiperplasia e hiperfunção de células e órgãos. Vindo daí o conceito de que um bom controle do diabetes durante o pré-natal está associado a menores taxas de complicações fetais e neonatais. A insulina no feto age como hormônio anabolizante do crescimento e do desenvolvimento, resultando em visceromegalia e incremento da gordura corporal. Entendendo esta fisiopatologia, podemos afirmar que, com os avanços no manejo e no tratamento das gestantes diabéticas, houve um declínio na morbidade e na mortalidade fetal e neonatal.

CLASSIFICAÇÃO DA DOENÇA MATERNA

As gestantes diabéticas foram classificadas por White, sendo a evolução perinatal:

- *Diabetes gestacional (DG):*
  - Diabetes desconhecida antes da gravidez.
  - Teste de tolerância à glicose anormal na gravidez.

- *DG tratável com dieta:*
  - Euglicemia mantida somente com dieta.
- *DG tratável com insulina:*
  - Tatamento com dieta é insuficiente, insulina necessária.
- *Grupo A:*
  - Diabetes químico, intolerância à glicose antes da gravidez, tratamento com dieta.
  - Pré-diabetes, história de bebês grandes com mais de 4 kg ou abortos.
  - Inexplicáveis após 28 semanas.
- *Grupo B:*
  - Insulino-dependente, duração de menos de 10 anos.
- *Grupo C:*
  - C1: início de 10 a 19 anos de idade.
  - C2: duração de 10 a 19 anos.
- *Grupo D:*
  - D1: início antes dos 10 anos de idade.
  - D2: duração de 20 anos.
  - D3: presença de doença macrovascular.
  - D4: retinopatia benigna, doença microvascular.
  - D5: hipertensão não-eclâmpsia.
- *Grupo F:*
  - Nefropatia com proteinúria de 24 horas maior que 500 mg.
- *Grupo R:*
  - Retinopatia proliferativa ou hemorragia vítrea.
- *Grupo RF:*
  - Coexistência dos grupos R e F.
- *Grupo G:*
  - Muitos insucessos na reprodução.
- *Grupo H:*
  - Evidência clínica de cardiopatia arteriosclerótica, está associada à morte materna.
- *Grupo T:*
  - Antecedente de transplante renal.

(Fonte: Diabetes Complicating Pregnancy: The Joslin Clinic Method, New York. Alan R. Liss, 1989.)

No DG, o risco de complicações é mínimo. Observamos macrossomia e hipoglicemia neonatal. Problemas maternos, fetais e neonatais são mais freqüentes em mulheres portadoras de doenças renal, cardíaca ou retiniana.

APRESENTAÇÕES CLÍNICAS NEONATAIS MAIS COMUNS

- *Macrossomia:* definida como peso ao nascimento situado acima do percentil 90 ou superior a 4.000 g, geralmente os FMD são macrossômicos, associando-se a tocotraumatismo, maior incidência de cesárea, hipoglicemia, cardiomiopatia hipertrófica e policitemia.
- *Retardo do crescimento intra-uterino:* o RN pode ser pequeno para a idade gestacional (PIG), este estado está relacionado com a doença materna vascular com insuficiência útero-placentária, também pode associar-se a malformações congênitas.
- *Distúrbios neurológicos:* além das malformações envolvendo o sistema nervoso, cerca de 25% dos FMD apresentam asfixia perinatal, seja pela prematuridade, parto operatório, hipóxia intra-uterina causada pela doença vascular materna ou pela distocia pela macrossomia.
- *Distúrbios metabólicos:*
  - Hipoglicemia: é a complicação mais comum, ocorre em 20-50% dos FMD, muito mais freqüente nos macrossômicos, menos de 10% destes pacientes são sintomáticos. Pode ocorrer também nos bebês PIG em razão de depósitos inadequados de glicogênio. A súbita interrupção de glicose ao RN no pós-parto, acompanhado pela hiperinsulinemia neonatal, explica a freqüência desta intercorrência.
  - Hipocalcemia: parece estar associada ao hipoparatireoidismo.
  - Hipomagnesemia: pode ser decorrente da hipomagnesemia materna.
- *Distúrbios hematológicos:*
  - Policitemia (hematócrito maior que 65% e hemoglobina maior que 20 g%) e hiperviscosidade: possivelmente pelo au-

mento da eritropoietina secundário à hipóxia crônica intra-uterina resultante da hiperglicemia e hiperinsulinismo fetais crônicos além da microangiopatia, que altera a vasculatura uterina associada a aumento da incidência de trombose de veia renal. O hematócrito deve ser obtido logo após o nascimento e depois diariamente nos três primeiros dias de vida.

- Hiperbilirrubinemia: conseqüente à policitemia, por aumento da degradação, pela reabsorção e hematomas no tocotraumatismo e também pela imaturidade hepática, entre outros fatores fisiopatológicos.

- *Distúrbios respiratórios:* observa-se maior incidência de desconforto respiratório, inclusive de doença de membranas hialinas, o hiperinsulinismo fetal antagoniza a ação do cortisol na síntese do surfactante, a maior incidência de parto operatório nestas gestações poderia também explicar a maior incidência de desconforto respiratório precoce nos FMD.

  - Distúrbios cardiovasculares: podem ocorrer cardiomegalia e falência cardíaca congestiva. Assim como cardiomiopatia hipertrófica, espessamento do septo interventricular por depósito de glicogênio no septo e paredes dos ventrículos, patologia geralmente benigna, regredindo em 3 a 6 meses, geralmente assintomática no período neonatal.

  - Trombose de veia renal: diagnóstico pela ultra-sonografia, manifestações clínicas mais comuns: hematúria, tumoração no flanco, hipertensão arterial ou fenômenos embólicos.

  - Malformações congênitas: ocorrem em 5-9% dos FMD, em comparação com a incidência usual de 2% na população geral e são responsáveis por 50% das mortes perinatais nestes pacientes. Existe forte correlação entre níveis glicêmicos (hiperglicemia) anteriores à concepção e durante o primeiro trimestre e as malformações, pois é no período de organogênese que as anomalias estruturais se fazem presentes.

Anomalias congênitas mais freqüentes encontradas nos FMD	
Cardíacas	– transposição dos grandes vasos da base – defeito do septo ventricular – coarctação da aorta
Sistema nervoso central	– anencefalia – holoprosencefalia – meningomielocele
Gastrointestinal	– atresia anorretal – cólon esquerdo pequeno
Geniturinário	– agenesia renal – duplicação ureteral – agenesia genital
Esqueléticas	– regressão caudal hipoplasia femoral – anomalias vertebrais

ROTEIRO DIAGNÓSTICO E TERAPÊUTICO PARA OS FMD

- *Reanimação na sala de parto:* cuidados gerais de reanimação, atenção para maior possibilidade de asfixia e tocotraumatismo com maior necessidade de manobras de reanimação.
- Exame físico minucioso ao nascimento à procura de malformações, porém deveremos lembrar que nem todas as anomalias congênitas estão presentes ou podem ser facilmente diagnosticadas ao nascimento. Atentar também para o aparecimento de desconforto respiratório precoce, principalmente doença das membranas hialinas, taquipnéia transitória e hipertensão pulmonar persistente, nestes casos são necessários diagnósticos e tratamentos específicos.

  Atenção especial ao exame neurológico seriado destes pacientes, pois por diversas razões (anormalidades anatômicas, asfixia perinatal, distúrbios eletrolíticos, policitemia, hiperviscosidade e tocotraumatismos) estes pacientes podem apresentar alterações neurológicas precoces como tardias.

- *Triagem para hipoglicemia:* realizar com fitas reagentes a 1, 2, 4, 6 horas de vida e depois de 6 em 6 horas até 48 horas de vida ou mais, se necessário. A definição de hipoglicemia permanece controversa na literatura, porém se recomenda tratamento se o resultado for menor que 40 mg%, em qualquer recém-nascido, havendo necessidade de confirmação diagnóstica pela glicemia, pois as fitas reagentes medem a glicose total do sangue, que pode ser até 15% inferior aos níveis plasmáticos. Porém esta confirmação laboratorial não deve retardar o tratamento. Para os RN sintomáticos, sugerimos 200 mg/kg (2 ml/kg de glicose a 10%) de glicose venosa em *bolus* em um minuto, seguidos de infusão contínua de glicose (4 a 8 mg/kg/min), ou aumento da TIG em 2 mg/kg/min se o RN já estiver recebendo hidratação venosa. Para RN com hipoglicemia, porém assintomáticos, sugerimos início da infusão contínua sem realização do *bolus* a fim de evitar resposta hiperinsulinêmica, com controles freqüentes após.

  Em caso de dificuldade de acesso venoso para tratamento da hipoglicemia, considerar a realização de cateterismo venoso umbilical. Pois os acessos periféricos podem ser difíceis de ser conseguidos e mantidos pérvios principalmente nos macrossômicos, e a súbita interrupção da infusão de glicose pode causar uma hipoglicemia reativa.

  Em casos de hipoglicemia refratária, considerada quando o RN necessitar mais de 12 mg/kg/min de TIG para manter níveis adequados de glicemia, considere o uso de hidrocortisona (5 a 10 mg/kg/dia em duas doses).

- *Triagem para policitemia:* realização de hematócrito seriado, o tratamento da policitemia e hiperviscosidade deve ser baseado nos sinais e sintomas e não somente nos valores absolutos de hematócrito. Sugerimos exsanguinotransfusão para todos os pacientes com hematócrito acima de 70%, e naqueles sintomáticos com hematócrito entre 65-70%.

- *Triagem para hiperbilirrubinemia:* deve-ser iniciar nas primeiras horas de vida e prolongar durante a internação ou nos primeiros cinco dias de vida.

- *Triagem e tratamento para hipocalcemia nos FMD sintomáticos:* a hipocalcemia em FMD assintomáticos ou saudáveis usualmente se resolve sem tratamento específico, por isso não há necessidade de rastreamento em pacientes assintomáticos. A hipocalcemia é mais freqüente nos RN que apresentam distúrbios respiratórios ou asfixia ao nascimento.
- Triagem para hipomagnesemia, se hipocalcemia persistente.
- Início precoce da alimentação enteral na primeira hora de vida, estimular sucção ao seio materno o mais rápido e freqüentemente possível, sempre que possível já na sala de parto. Alguns FMD podem ter dificuldade de sucção e podem apresentar hipomotilidade intestinal sem necessariamente lesão estrutural congênita. Na impossibilidade de alimentação enteral, iniciar hidratação venosa com taxa de infusão de glicose adequada para manter níveis normoglicêmicos.
- *Tratamento da insuficiência cardíaca causada pela miocardiopatia hipertrófica:* diagnóstico pelo ecocardiograma, diversos autores contra-indicam o uso de digital e recomendam o uso de propranolol.
- *Tratamento da trombose venosa profunda:* tratamento conservador, restrição hídrica, monitoração da função renal, adequar fluxo sanguíneo com drogas, se necessário, e avaliar heparinização.

ACOMPANHAMENTO AMBULATORIAL

O desenvolvimento destes pacientes depende da patologia materna e seu controle, das patologias associadas e intercorrências nos períodos fetal e neonatal. Não há evidências que respaldem a afirmação de que os FMD macrossômicos serão crianças ou adultos obesos. Pelo já documentado fator genético envolvido na doença, alguns RN podem desenvolver diabetes mais tardiamente.

Os FMD têm maiores fatores de risco para desenvolver atrasos no desenvolvimento motor e cognitivo.

BIBLIOGRAFIA

Cloherty JP, Stark AR. *Manual de Neonatologia,* 4 ed. Rio de Janeiro: Medsi, 2000.

Macones GA. Diabetes during pregancy. In: Spitzer AR. *Intensive care of the fetus and neonate.* St. Louis: Mosby, 1996.

Nold JL, Georgieff MK. Infant of diabetic mothers. *Pediatrics Clinics of North America* 2004;51:619-637.

Schwartz R, Teramo KA. Effects of diabetic pregancy on the fetus and newborn. *Seminars Perinatol* 2000;24:120-35.

The Diabetes Control And Complications Trial Research Group. Pregnancy outcomes in the diabetes control trial. *AMJ of Obstetrics and Gynecology* 1996;174(4):1343-53.

12

RECÉM-NASCIDO DE MÃE COM HIPERTENSÃO

Adauto Dutra Moraes Barbosa

DEFINIÇÃO

Hipertensão arterial na gravidez é definida por níveis pressóricos superiores a 140 × 90 mmHg ou um aumento de 30 mmHg e 15 mmHg nas pressões sistólicas e diastólicas, respectivamente.

> *Hipertensão arterial na gravidez*
> *PA > 140 × 90 mmHg ou aumento de* PA_{sist} *> 30 mmHg e/ou* PA_{diast} *> 15 mmHg*

EPIDEMIOLOGIA

Além de ser a maior complicação encontrada na gravidez, é a maior causa de morbimortalidade atingindo todas as classes sociais. Ocorre mais nas mulheres negras, nas obesas e nas tabagistas.

De acordo com Organização Pan-Americana de Saúde (2004), o Brasil registra 74 mortes de mulheres por 100 mil bebês nascidos vivos. Cerca de 20% são causadas por hipertensão.

Segundo dados do Ministério da Saúde (1985-1997) algumas causas importantes de mortalidade infantil vêm decrescendo: diarréia (30% para 17%) sarampo (0,9% para 0,5%) pneumonia (16% para 11%). Mas as causas perinatais cresceram de 28% para 45%.

Se for considerado que a principal causa de hipóxia periparto é a hipertensão, conclui-se, então, que esta é a maior causa de mortalidade perinatal do país. Esta constatação é comum em todas as regiões nacionais. Os estados onde os registros admitem consulta, mostram que no Espírito Santo, 48% das causas de morte perinatal (MPN) foram por hipertensão; no Rio de Janeiro, as cifras estão entre 41-58%, segundo dados da Secretaria Estadual de Saúde (1994); e no Rio Grande do Sul também ocupam o primeiro lugar da MPN (Secretaria Estadual de Saúde, em 1993).

CLASSIFICAÇÃO

A hipertensão arterial observada na gravidez pode ser classificada em:

Doença hipertensiva específica da gravidez (DHEG)

Pré-eclâmpsia

Também chamada de toxemia gravídica, é definida como a presença de hipertensão arterial, que se inicia geralmente após a 20ª semana de gestação, acompanhada de edema (às vezes anasarca) e proteinúria importante (maior que 300 mg/l ou 500 mg/24 horas).

> *Pré-eclâmpsia = HA surge após 20ª semana de gestação, evolui com proteinúria importante (> 300 mg/l/24h), e regride após o parto*

Pré-eclâmpsia grave

Clinicamente a pré-eclâmpsia é considerada grave quando um ou mais dos seguintes sinais e sintomas estão presentes:

- Pressão arterial igual ou maior que 160/110 mmHg, confirmada em pelo menos duas tomadas, com intervalo de quatro horas e com a paciente em repouso e sedação. A grande variabilidade ou instabilidade da pressão arterial deve ser considerada como sinal de gravidade.

- Proteinúria de 2 g ou mais em urina de 24 horas.
- Perda da função renal caracterizada por oligúria persistente (diurese menor que 400 ml por dia) e níveis de creatinina sérica crescentes e acima 1,2 mg/dl.
- Sinais de encefalopatia hipertensiva, como cefaléia, dor epigástrica e transtornos visuais.
- Insuficiência respiratória e/ou cardíaca com cianose e edema pulmonar.
- Dor no hipocôndrio direito.
- Trombocitopenia grave (plaquetas abaixo de 100.000/mm^3).
- Anemia hemolítica microangiopática.
- Icterícia e/ou elevação das provas de função hepática.
- Insuficiência placentária crônica.

Síndrome HELLP

Quando o quadro de pré-eclâmpsia é acompanhado dos achados seguintes, caracteriza a chamada síndrome HELLP:

- Proteinúria maior que 5 g/l.
- Pressão diastólica superior a 110 mmHg, persistente.
- Plaquetometria inferior a 100.000/mm.^{3}
- Elevação de enzimas hepáticas ou icterícia.
- Hemólise.
- Oligúria de menos de 400 ml/24 horas.
- Sintomas como dor epigástrica, distúrbio visual, cefaléia aguda.

Eclâmpsia

O aparecimento de convulsões na mulher com pré-eclâmpsia caracteriza o quadro denominado eclâmpsia. Pode ocorrer na metade da gestação ou no pós-parto.

Eclâmpsia = Pré-eclâmpsia + Convulsões

Hipertensão arterial preexistente ou crônica (HAC)

É a hipertensão arterial pré-gestacional ou aquela que se inicia antes da 20ª semana e que persiste mais de 42 dias (seis semanas) após o parto. É suspeita naqueles casos em que a pressão arterial não retorna aos níveis tensionais iniciais, como nos quadros de doença hipertensiva específica da gravidez ou de pré-eclâmpsia tratadas. Geralmente é diagnosticada logo no início do pré-natal. Mulheres com hipertensão crônica têm risco elevado (25%) para desenvolver a pré-eclâmpsia superajuntada.

> *HAC é detectada já no início da gestação e persiste por mais de 42 dias pós-parto.*

Hipertensão superajuntada

Devido ao aumento do percentual de morbimortalidade para o feto e para a mãe, é a condição mais preocupante. Trata-se da combinação de hipertensão crônica e hipertensão específica da gravidez. Descolamento prematuro de placenta, restrição ao crescimento fetal ou morte, insuficiência cardíaca congestiva e insuficiência renal são quadros que freqüentemente encontramos quando a pré-eclâmpsia superajuntada se agrava. A conseqüência para mãe e feto é uma piora para nova pré-eclâmpsia. Ainda se desconhece como o tratamento da hipertensão crônica influencia o risco da pré-eclâmpsia e suas complicações.

> Pré-eclâmpsia superajuntada: combinação de hipertensão arterial crônica e DHEG.

ETIOLOGIA DA PRÉ-ECLÂMPSIA

Embora a etiologia não esteja totalmente esclarecida, sabe-se hoje que a hipertensão materna na gravidez é uma condição geneticamente complexa que se origina na placenta, possivelmente interferindo com a diferenciação das células do trofoblasto.

Diversas teorias procuram explicar sua ocorrência, entre elas injúria da célula endotelial, fenômeno de rejeição (produção insuficiente de anticorpos bloqueadores), comprometimento da perfusão placentária, alteração da reatividade vascular, desequilíbrio entre prostaciclina e tromboxane A2, diminuição da taxa de filtração glomerular com retenção de sal e água, diminuição do volume intravascular, aumento da irritabilidade do sistema nervoso central, coagulação intravascular disseminada, isquemia da musculatura uterina, fatores dietéticos e genéticos.

ACHADOS FISIOPATOLÓGICOS

Fundamentalmente, três fenômenos geram todas as alterações verificadas nas diversas áreas do organismo materno:

- Vasoespasmo generalizado.
- Lesão endotelial.
- Adaptação trofoblástica inadequada.

Principais alterações resultantes:

- *Sistema nervoso central:* alteração da auto-regulação do fluxo sanguíneo cerebral que pode resultar desde hemorragia petequial a hemorragia intracraniana intensa.
- *Olhos:* descolamento de retina, cegueira cortical.
- *Pulmões:* edema agudo de pulmão.
- *Cardiovascular:* hipertensão arterial sistêmica.
- *Fígado:* infarto hepático e síndrome HELLP, nos casos extremos.
- *Rim:* glomeruloendoteliose (lesão característica da pré-eclâmpsia).
- *Sangue:* CIVD.
- *Circulação útero-placentária:* Redução no fluxo útero-placentário resultando em graus variáveis de insuficiência placentária, e processo anômalo da placentação no nível das arteríolas espiraladas.

TRATAMENTO MATERNO

Indução do parto

A indução do parto deverá ser realizada na hipertensão gestacional com proteinúria com condições adversas, como distúrbios visuais, anormalidades da coagulação e sofrimento fetal.

TERAPÊUTICA

A alfa-metildopa e a hidralazina são as drogas de escolha em qualquer fase da gravidez. A alfa-metildopa é considerada a melhor opção, face à ampla experiência e à ausência de efeitos sobre o feto.

Os bloqueadores dos canais de cálcio a partir do segundo trimestre, os betabloqueadores com atividade simpaticomimética intrínseca, e diuréticos em baixas dosagens constituem alternativas quando a alfa-metildopa não é bem tolerada.

Inibidores da ECA, que podem agravar a isquemia uterina e causar insuficiência renal no feto, assim como antagonistas do receptor da angiotensina II, estão formalmente contra-indicados na gravidez.

Os diuréticos não devem ser usados, exceto quando já estiverem sendo administrados antes da gestação, em pacientes sensíveis ao sal ou na evidência de congestão pulmonar.

A hipertensão crônica na gravidez deve ser controlada em cerca de 20-30% dos níveis pressóricos prévios.

REPERCUSSÕES SOBRE O FETO

A hipertensão durante a gravidez e/ou seu tratamento repercute ou promove no feto, entre outras:

- Baixo peso.
- Restrição ao crescimento fetal.
- Parto prematuro.
- Desconforto respiratório.
- Hipoglicemia.
- Sofrimento fetal.
- Morte fetal.

Estudos experimentais apóiam a teoria da maior liberação de cortisol fetal nos casos de hipertensão arterial, acelerando *per se* a maturidade pulmonar. Assim, muitos obstetras utilizam-se dessa evidência como justificativa para praticar a antecipação eletiva do parto no pré-termo em gestantes complicadas por síndromes hipertensivas, sem adequada documentação da maturidade pulmonar fetal, determinando elevação dos índices de prematuridade iatrogênica.

Complementam esse fato, o estudo em que conceptos de hipertensas graves que utilizaram corticóide no pré-natal com reposição pós-natal de surfactante apresentaram uma concentração anormalmente baixa de proteína A (SP-A) no surfactante, com má evolução neonatal, sugerindo que a maturação pulmonar em conceptos de hipertensas pode depender de outros fatores bioquímicos, como a presença e a concentração de proteínas não-sedimentáveis no epitélio secretor das células tipo II, que alteram a atividade de superfície do sistema surfactante.

BIBLIOGRAFIA

III Consenso Brasileiro sobre Hipertensão Arterial – SBC, 1998.

Arngrimsson R. Epigenetics of hypertension in pregnancy. Nat Genet 2005;37:460-1.

Chesley LC, Asmito JE, Corgrave RA. The familial factor in Toxemia of pregrancy. Obstet Gynecol 1964;32:874.

Cífková R. Hypertension in Pregnancy: Recommendations for Diagnosis and Treatment. ESH Prague, 2004;5(2).

Davey DA, Mac Gillivray I. The classification and definition of the hypertensive disorders in pregnancy. Am I Obstet Gynecol 1998;158:892-898.

Hack M, Fanaroff AA, Klaus MH, Mendelawitz BD, Merkatz IR. Neonatal respiratory distress following elective delivery. A preventable disease? Am J Obstet Gynecol 1976 Sep 1;126(1):43-7.

Haddad B, Sibai BM. Chronic hypertension in pregnancy. Ann Med 1999;31:246-52.

Henriksen T. Hypertension in pregnancy: use of antihypertensive drugs. Acta Obst Gynecol Scand 1997;76:96-106.

FEBRASGO. Hipertensão na Gravidez. Manual de Orientação, 1997. 73p.

Kari MA, Akino T, Hallman M. Prenatal dexamethasone and exogenous surfactant therapy: surface activity and surfactant components in airway specimens. Pediatr Res 1995;38(5):676-84.

Moodley J. Maternal deaths associated with hypertensive disorders of pregnancy: a population-based study. Hypertens Pregnancy 2004;23:247-56.

Peters RM, Flack JM. Hypertensive disorders of pregnancy. J Obstet Gynecol Neonatal Nurs 2004;33:209-20.

Ramos JGL, Martins-Costa S, Vettorazzi-Stuczynski J, Brietzke E. Morte materna em hospital terciário do Rio Grande do Sul – Brasil: um estudo de 20 anos. Rev Bras Ginecol Obstet 2003;25:431-36.

Roberts CL, Algert CS, Morris JM, Ford JB, Henderson-Smart DJ. Hypertensive disorders in pregnancy: a population-based study. Med J Aust 2005;182:332-5.

Shah DM. Perinatal implications of maternal hypertension. Semin Pediatr Neurol 2001;8:108-19.

Staessen JA, Asmar R, De Buyzere M, Imai Y, Parati G, Shimada K, *et al.* Participants of the 2001 Consensus Conference on Ambulatory Blood Pressure Monitoring. Task Force II: blood pressure measurement and cardiovascular outcome. Blood Press Monit 2001;6:355-70.

Tan J, de Sweet M. Prevalence of heart disease diagnosed de novo in pregnancy in West London population. B J Gynecol 1998;105:1185-1188.

Tjoa ML, Oudejans CB, van Vugt JM, Blankenstein MA, van Wijk IJ. Markers for presymptomatic prediction of preeclampsia and intrauterine growth restriction. Hypertens Pregnancy 2004;23:171-89.

Yankowitz J. Pharmacologic treatment of hypertensive disorders during pregnancy. J Perinat Neonatal Nurs 2004;18:230-40.

ÍNDICE REMISSIVO

Os números em **negrito** indicam os locais onde o assunto é abordado mais extensamente. Os números em *itálico* significam que os temas podem ser encontrados em Figuras ou Quadros.

A

AAP, 64
Aborto, 10
  conduta nos casos de, 62
Abstinência, 2
Acidente cerebrovascular, 1
Agência nacional de vigilância sanitária, 31
AIDS
  e as drogas, 1
Álcool, **5**
  exposição intra-uterina ao, 6
    abstinência, 7
      anormalidades
      comportamentais, 6
      estruturais, 6
      neurológicas, 6
    tratamento, 7
Aleitamento cruzado
  e os teste anti-HIV, 33
Alfa-metildopa, 94
Amamentação, 13
  e tuberculose materna, 25
  proibição à, 32
Anemia hemolítica, 77
Anticorpos, **11**
Antígenos, **11**
Avaliação
  auditiva, 51
  de efeito colateral, 50
  e conduta de RN, 61
  neurológica, 51
  oftalmológica, 50
  pediátrica periódica, 50
AZT, 29

B

BAAR, 19, 23
Barbitúricos
  e a síndrome de retirada, 2
Bloqueadores dos canais de cálcio, 94

C

Capreomicina, 21
Catarata, 56, 57
CDC, 57
Chupeta
  uso da, 34
Cicloserina, 21
Cirrose hepática, 12, 13
Clorpromazina, 4
Cocaína, 1
  e a síndrome de retirada, 2

Coombs
teste de, 78
Convulsão, 3
Coordenação nacional de imunizações, 60
Crack, 1
Cristalúria, 50
Cutrona, 64

D

Depressão pós-parto, **65**
conceito, 65
diagnóstico e prevalência, 67
hipótese etiológica, 66
sinais e sintomas, 67
tratamento, 67
Diabetes gestacional, 81
grupos, 82
tipos, 82-83
Diabetes *mellitus,* 56
Distúrbios
cardiovasculares, 84
hematológicos, 83
metabólicos, 83
neurológicos, 83
respiratórios, 84
Diuréticos, 94
Doença de Graves
mãe com, 74
Doença hemolítica, 77
aguda, 79
gravidade da, 78
leve, 78
moderada, 78
Doença
sexualmente transmissível, 1
Doença trofoblástica gestacional, 71
Drogas
exposição a, **1**
cocaína, 1
crack, 1
intravenosas, 1, 13
marijuana, 1

E

ECA
inibidores da, 94
Eclâmpsia, 91
pré-eclâmpsia, 90
etiologia da, **92**
grave, 90
ELISA, **13, 36, 43**
IgG, 47
IgM, 47
Elixir paregórico, 4
Encefalopatia bilirrubínica, 78
Espiramicina, 45
Estreptomicina, 21
Etambutol, 20, **21**
Etionamida, 21
Exames
de fundo de olho, 48
hematológicos, 48

F

Fenobarbital, 4
Forna, 63

G

Gamaglobulina, 79
Gestação
drogas na, **1, 14**
Glaucoma congênito, 56, 57

H

Hemólise, 77
fisiopatologia da, 77
manifestações da, 77
Hemorragia fetomaterna, 78
Hepatite
e as drogas, 1
vírus causadores da, 9
A
diagnóstico sorológico, 10
manifestações clínicas, 9
profilaxia, 10
tratamento, 10
B
conduta, 12
diagnóstico sorológico na gestante, 11
manifestações clínicas, 12
C
diagnóstico sorológico na gestante, 13

manifestações clínicas, 13
profilaxia, 14
D, 14
E, 14
Hepatocarcinoma, 12, 13
Hidralazina, 94
Hiperbilirrubinemia, 84
triagem para, 86
Hipertensão
mãe com, **89**
achados fisiopatológicos, 93
principais alterações resultantes, 93
classificação, 90
DHEG, 90
HAC, 91
hipertensão superajuntada, 92
definição, 89
epidemiologia, 89
etiologia da pré-eclâmpsia, 92
repercussões sobre o feto, 94
terapêutica, 94
tratamento materno, 94
indução do parto, 94
Hipertireoidismo, 71
materno, 73
tireotoxicose neonatal, 73
Hipocalcemia, 83
triagem e tratamento para, 87
Hipoglicemia, 83
triagem para, 86
Hipomagnesemia, 83
triagem para, 87
Hipotireoidismo, 71
materno, 73
transitório fetal, 73
HIV
parturiene sem sorologia, 28
profilaxia e transmissão vertical do, **27**
teste rápido com consentimento verbal, 28
não-reagente, 28
reagente, 28
Humor
oscilação de, 1

I

Icterícia, 79
IFI, 43, 47
Imuglobulina humana, 12, 14, 59
Infarto do miocárdio, 1
Insuficiência cardíaca
tratamento para, 87
Insulina
no feto, 81
Isoniazida, 20

K

Katzin, 77
Kernicteros, 79

L

LCR, 39
Levine, 77
Líquido cefalorraquidiano, 36

M

Macrossomia, 83
Mãe adicta
recém-nascido de, **1-7**
Mãe com hepatite
recém-nascido de, **9-15**
Mãe com hipertensão
recém-nascido de, **89-96**
Mãe com HIV
recém-nascido de, **27-34**
Mãe com problemas da tireóide
recém-nascido de, **71-75**
Mãe com problemas emocionais
recém-nascido de, **63-70**
Mãe com problemas da tireóide
recém-nascido de, **71-75**
Mãe com RH negativo
recém-nascido de, **77-79**
Mãe com rubéola congênita
recém-nascido de, **55-62**
Mãe com sífilis congênita
recém-nascido de, **35-39**
Mãe com toxoplasmose congênita
recém-nascido de, **41-54**
Mãe com tuberculose
recém-nascido de, **17-26**

Mãe diabética
  recém-nascido de, **81-88**
Malformações congênitas, 84
Marijuana, 1
Metadona, 5
Minayo, 63

N

Natimorto
  conduta nos casos de, 62
Neonatologista, 63
Neutropenia, 50

O

Óbito infatil
  conduta nos casos de, 62
Oliveira, 63
Opiáceos
  e a síndrome de retirada, 2

P

Parto
  cesário, 12
  depressão pós, 65
  indução do, 94
  prematuro, 1
  trabalho de, 27
PCR, **13**
Penicilina, 37
Pirazinamida, 21
Piridoxina, 21
Pirimetamina, 45
  efeitos colaterais, 50
Placenta
  descolamento de, 1
  exame anatomopatológico da, 19
Policitemia
  triagem para, 87
Pós-natal
  problemas, 2
PPD, 19, 20, 23, 24
Prednisona, 22
Prematuro, 72
Pré-natal
  ausência de, 1
  problemas, 2
Primípara, 65
Problemas emocionais
  mãe de recém nascido com, **63**
    classificação, 64
    depressão pós-parto, 65
    diagnóstico e prevalência, 64
    hipótese etiológica, 65
    papel da equipe
      multiprofissional, 68, *69*
    psicose pós-parto ou puerperal,
      68
      diagnóstico e prevalência, 68
      sintomas, 68
      tratamento, 68
    sinais e sintomas, 65
Punção lombar
  na toxoplasmose congênita, 48

R

Radiografia de crânio
  na toxoplasmose congênita, 48
Radiografia de ossos longos, 36
Rebote sorológico, 51
Recém-nascido
  de mãe adicta, **1**
    álcool, **5**
  apresentação clínica, 2
    diagnóstico, 3
  dados laboratoriais, 3
      exame físico, 3
  história, 3
  sinais, 3
      evolução, 5
      fatores de risco, 1
      tratamento, 4
  de mãe com hepatite, **9**
    hepatite A
        diagnóstico sorológico, 10
        manifestações clínicas, 9
        profilaxia, 10
        tratamento, 10
    hepatite B
      conduta, 12
        diagnóstico sorológico na
          gestante, 11
      manifestações clínicas, 12
    hepatite C

diagnóstico sorológico na gestante, 13
manifestações clínicas, 13
profilaxia, 14
hepatite D, 14
hepatite E, 14
de mãe com hipertensão, **89**
achados fisiopatológicos, 93
classificação, 90
definição, 89
epidemiologia, 89
etiologia da pré-eclâmpsia, 92
repercussões sobre o feto, 94
terapêutica, 94
tratamento materno, 94
de mãe com HIV, **27**
amamentação e tuberculose materna, *25*
profilaxia e transmissão vertical do HIV, 27
recomendações de posologia no RN, **29**
testes rápidos anti-HIV, 24
conceitos, 30
de mãe com problemas da tireóide, **71**
função da tireóide no recém-nascido, 72
função tireoidiana fetal, 71
de mãe com problemas emocionais, **63**
classificação, 64
depressão pós-parto, 65-67
diagnóstico e prevalência, 64
hipótese etiológica, 65
papel da equipe multiprofissional, 68, *69*
psicose pós-parto ou puerperal, 68
sinais e sintomas, 65
tratamento, 65
de mãe diabética, **81**
acompanhamento ambulatorial, 87
apresentações clínicas, 83-84, *85*
classificação da doença materna, 81
diabetes gestacional, 81
grupos, 82
fisiopatologia, 81
roteiro diagnóstico e terapêutico, 85
exame físico, 85
reanimação, 85
triagens, 86-87
tratamentos, 87
de mãe RH negativo, **77**
diagnóstico laboratorial, 78
fisiopatologia da hemólise, 77
gravidade da doença hemolítica, 78
prevenção e sensibilização materna, 78
recomendações para clínicos, 79
de mãe com rubéola congênita, **55**
gestantes inadvertidamente vacinadas, 61
diagnóstico laboratorial, 57
manifestações clínicas, 56
medidas de controle e profilaxia, 59
tratamento, 58
de mãe com sífilis congênita, **35**
exames complementares, 36
manejo clínico, *37*
tratamento, 37, *38*
quadro clínico, 35
seguimento ambulatorial, 39
de mãe com toxoplasmose congênita, **41**
conceito e importância clínica, 41
infecção congênita, 42
prevalência, 41
conduta na gestante, 43-45
diagnóstico laboratorial, 47, 48
manifestações clínicas no RN, **45-46**
rotina de acompanhamento, 50
tratamento do RN ou lactente, 48
de mãe com tuberculose congênita, **17**
amamentação e tuberculose materna, *25*
conduta na gestante, 20
conduta no recém-nascido, 21
diagnóstico, 19

manejo do RN de mãe com
tuberculose, **23**
circunstâncias e
recomendações, 23
manifestações clínicas, 18
transmissão, 18
Remington, 46
Retardo no crescimento
intra-uterino, 83
Retinopatia, 56
RH negativo
recém-nascido de mãe, **77**
RIBA, **13**
Rifampicina, 20
RNA
vírus, 55
Rovamicina, 45
Rubéola congênita, **55**
causas da, **55**
definição de caso, **57**
classificação dos, 57
sinais e sintomas
diagnóstico laboratorial, **57**
gestante exposta, 58
gestantes inadvertidamente
vacinadas, 61
avaliação e conduta, 61
conduta nos casos de
abortamento, 62
manifestações clínicas, 56
permanente, 56
tardias, 56
transitórias, 56
medidas de controle e profilaxia,
59
imunoglobulina, 59
precauções, 59
vacina, 59-60
reinfecção, 55
transmissão, **55**
tratamento, **58**

S

Sífilis congênita, **35-39**
exames complementares, 36
manejo clínico, 37
tratamento, 37-38
adequado38
inadequado, 38
precoce e tardia, 35-36
quadro clínico, 35
sinais e sintomas, 35
seguimento ambulatorial, 39
transmissão, 35
Síndrome alcoólica fetal, 5
Síndrome da rubéola congênita, 55
Síndrome de retirada
drogas que causam a, 2, 4
Síndrome HELLP, 91
Sorologia não-treponêmica, 36
Sorologia treponêmica, 36
Sulfadiazina, 45
efeitos colaterais, 50
Sulfametoxazol, 29

T

T3, 72
T4, 72
Teste de Coombs, 78
direto, 78
indireto, 78
Testes rápidos anti-HIV, **30**
aspectos importantes na
orientação alimentar, **32-34**
características gerais, **31**
conceito, 30
indicações gerais, **31**
perguntas e respostas freqüentes,
32
Tireóide
mães com problemas de, **71**
função da tireóide no
recém-nascido, 72
prematuro, 72
hipertireoidismo materno,
73
hipotireoidismo materno, 73
termo, 72
alterações permanentes, 72
alterações transitórias, 72
função tireoidiana fetal, 71
Tomografia computadorizada
na toxoplasmose congênita, 48
TORCHS, 46

Toxoplasmose congênita, **41**
causas, 41
conduta na gestante, **43**
gestante com infecção, 44
gestante com provável infecção, 44
gestante imune, 43
gestante suscetível, 43
investigação de infecção fetal, 45
tratamento, 45
conceito e importância clínica, **41**
infecção congênita, 42
prevalência, 41
diagnóstico laboratorial, 47
confirmação, 47
fetopatia, 42
manifestações clínicas no recém-nascido, **45**
na forma clássica da doença, 46
outros exames complemetares, 48
recém-nascidos que devem ser investigados, **47**
tratamento, 48, *49*
efeitos colaterais das drogas, 50
conduta, 50
rotina de acompanhamento, 50
TPHA, 36
Trimetropina, 29
Trombose de veia renal, 84
Trombose venosa profunda
tratamento para, 87
TSH, 71
Tuberculose
adquirida, **18**
congênita, **17**
amamentação e tuberculose materna, 25
causas, 17
conduta na gestante, 20
conduta no recém-nascido, 21
diagnóstico, 19
manifestações clínicas, 18
manejo do RN com mãe tuberculosa, 23
circunstâncias e recomendações, 23
teste tuberculínico, 19, 20
não-reator, 20
reator forte, 20
reator fraco, 20
transmissão, 18

U

Ultra-sonografia
na toxoplasmose congênita, 48

V

Vacina
para rubéola, 59
recombinante, 12
VDRL, 36, 39
VHS, 19

W

Winnicott, 63

Z

Zidovudina
recomendações ao esquema posológico
no recém-nascido, **29**
AZT e prematuridade, *30*